Dr. med. Norbert Enders

Enders' Homöopathie bei Atemwegserkrankungen

Wie Sie Heuschnupfen und Erkältung, Allergien
und Asthma wirksam behandeln

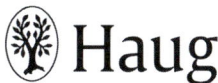

Bibliografische Information der Deutschen Bibliothek
Die Deutsche Bibliothek verzeichnet diese Publikation in der Deutschen
Nationalbibliografie; detaillierte bibliografische Daten sind im Internet über
http://dnb.ddb.de abrufbar

© 2003 Karl F. Haug Verlag in MVS Medizinverlage Stuttgart GmbH & Co. KG.,
Postfach 30 05 04, 70445 Stuttgart

Die Ratschläge und Empfehlungen dieses Buches wurden von Autor und Verlag
nach bestem Wissen und Gewissen erarbeitet und sorgfältig geprüft. Dennoch
kann eine Garantie nicht übernommen werden. Eine Haftung des Autors, des Verla-
ges oder seiner Beauftragten für Personen-, Sach- oder Vermögensschäden ist ausgeschlossen.

Sofern in diesem Buch eingetragene Warenzeichen, Handelsnamen und Gebrauchs-
namen verwendet werden, auch wenn diese nicht als solche gekennzeichnet sind,
gelten die entsprechenden Schutzbestimmungen.

Programmplanung: Dr. Elvira Weißmann-Orzlowski
Bearbeitung: Katharina Sporns
Fotos: Seiten 80/81: Photo Disc; Seiten 14, 132: ZEFA
Umschlagfoto: Corbis (vorn), ZEFA (hinten)
Umschlaggestaltung: Cyclus · Visuelle Kommunikation, Stuttgart
Satz: Fotosatz H. Buck, 84036 Kumhausen
Druck und Verarbeitung: Westermann Druck Zwickau GmbH

ISBN-3-8304-2083-8   1 2 3 4 5

Inhalt

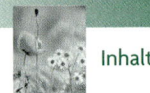

Wissen begegnet uns in Büchern,
Weisheit im Geheimnis der Schöpfung
(Sprichwort)

Einleitung

Danksagung

Ehrfürchtiger Dank gilt meinen Verlagsfreunden für die Renovierung der alten „Heuschnupfenfibel". Allen voran Frau Dr. Elvira Weiß-mann-Orzlowski, die ihr knallhartes „Gewusst-Wie" in liebenswürdigen Charme verpackt. Dank an alle, die sich wieder mal eingesetzt haben, um die Homöopathie volkstümlicher zu machen, damit leidende Menschen durch sie selbstständiger, selbstbewusster und gesünder werden.

Warum ein Extrabuch über „Atemwege"?

Die Anzahl der Betroffenen mit Erkrankungen der Atemwege steigt jährlich erschreckend und ihr Leidensdruck wird unermesslich. Ein gesonderter Ratgeber mit Gewicht auf das allergische Geschehen in diesem Organsystem erlaubt Ihnen beim Erscheinen der Übel einen raschen arzneilichen Zugriff, ohne eine Suchaktion in größeren Werken starten zu müssen.

Warnsignal

Wie bei allen meinen Büchern stelle ich auch bei diesem Band den Anspruch auf Unvollkommenheit. Denn er ist eine einfache Lektüre für Laien, die sich der Homöopathie verschreiben. Keinesfalls ist er ein Buch, dessen Inhalt ohne Einführung in die Prinzipien der Homöopathie angewandt werden sollte. Dazu bedarf es des fleißigen Lesens meiner und anderer Bücher (z. B.: *„Homöopathie – eine Einführung in Bildern"* oder *„Enders' Handbuch Homöopathie"*). Wie rasch Sie dann selbstständig anwenden dürfen, wird durch das Maß des Vertrauens in Ihre eigene Person begrenzt werden.

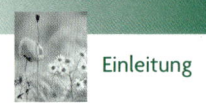
Hinweis

Unter den uns allen wohlvertrauten Atemwegserkrankungen habe ich das allergische Geschehen „Heuschnupfen" besonders textlich behandelt, da er jährlich zur immer größeren Plage wird. Erkältungen und Asthma sind dagegen in Form einer praktischen Anwendertabelle aufgelistet, weil ihr arzneilicher Zugang leichter ist als beim allergischen Geschehen. Das erlaubt Ihnen einen raschen Überblick bei notwendiger Soforthilfe. Diejenigen unter Ihnen, die sich grundlegender in die Homöopathie einarbeiten wollen, mögen auch in den restlichen Tabellen eine Arznei für ihre Beschwerden finden oder in meinem „Handbuch Homöopathie" nachlesen. Das hilft Ihnen, allmählich in großzügigeren Kategorien denken zu lernen.

Gebrauchsanweisung

– Diesem Ratgeber steht vorneweg ein *Fließtext über Heuschnupfen, Heuasthma* und den Spezialfall *Niesen*. Danach folgt eine *Anwendertabelle* zur schnellen Orientierung. Der Text ist nach Oberbegriffen gegliedert, die in bewährter homöopathischer Weise sowohl das Leid als auch das Bild der Arznei ausmachen (Wer, Wann, Wie, Wo → *Modalitäten*). So finden Sie rasch, wonach Sie suchen. Das Stichwort „Niesen" finden Sie dann sowohl in der Tabelle als auch im Fließtext. Im Zweifel ziehen Sie das → *Stichwortverzeichnis* zu Rate. Dort finden Sie Ihre Probleme, Beschwerden und Befindlichkeitsstörungen unter dem entsprechenden Namen.
– Die wichtigsten Arzneien sind in einem Extra-Kapitel beschrieben, ihre Merkmale kurz zusammengefasst.
– Das *schräg Gedruckte* im Text erlaubt Ihnen, die wesentlichen Symptome Ihres Leides mit denjenigen der Arznei übersichtlich vergleichen zu können.
– Für akute Dilemmata muss die Arznei *nicht* unbedingt *personenbezogen*, sondern nur *ähnlich* der Erscheinung sein.
– Ihre rettende Notfallarznei besorgen Sie sich am besten in *Tropfenform*, damit Ihnen bei bedrohlicher oder handlungsunfähiger Gegebenheit die Tropfen hinter die Unterlippe geträufelt werden können!

Warum ist Homöopathie bei Atemwegserkrankungen ganz besonders angezeigt?

Strafen Sie die landläufige Meinung Lügen, die nichtwissend behauptet, Homöopathie sei nur bei *chronischen* Krankheiten wirksam, indem Sie nach den Ratschlägen in diesem Buch *akute* Geschehen – auch bei *chronischer* Grundkrankheit wie Asthma – galant und sicher behandeln, während andere nach Hilfe schreien! Damit werden Sie und Ihre zweifelnde Umwelt erleben, dass Ihre Neigung zu Heuschnupfen, Erkältungen und Asthma sich von mal zu mal verringert.

Was bedeutet Auslösung?

Die Homöopathie ist eine Therapie des Anfanges, des Beginns und damit der Auslösungen eines Krankheitsprozesses. Sie sind leicht vom Behandler und von Ihnen nachvollziehbar, erklärbar und erfassbar. Denn wir begegnen ihnen alltäglich: Angst, Ärger, Sorgen, Kummer, Leistungszwang, Demütigung oder Heimweh. Häufig stehen sie am Beginn nicht nur seelisch-geistiger, sondern auch organischer Erkrankungen wie Allergien und häufigen Erkältungen. Verständlich, dass sich ein solcher Beginn in unserer und Ihrer Arzneiwahl hochwertig widerspiegeln muss. Denn die Auslösung ist ja nichts anderes als das *äußere* Ereignis auf Ihre *innere* Vorgegebenheit. Das heißt, dass zum Beispiel ein Mensch, der sich häufig und leicht verletzt, auch innerlich häufig und leicht verletzlich ist.

Was bedeutet Modalität?

Nachdem wir den Ort der Schmerzen, das **WO**, erfahren haben, beschreiben die Modalitäten einerseits die *Art der Schmerzen*, die Einflüsse aus der *Umwelt*, das **WIE**. Zum anderen verdeutlichen sie die äußeren oder inneren Umstände, die unsere Leiden *verbessern*, lindern, besänftigen oder verstärken, *verschlimmern*, das **WANN**. Hier lernen Sie auf einfache Weise, sich selbst zu begegnen. Indem Sie nichts anderes tun, als Hinschauen und Hinhorchen auf das Sie Umgebende, wie Wetter, Zeiten und Gezeiten, wie Kühle und Wärme, Lage und Bewegung, Licht und Dunkel, Drinnen und Draußen, Gebirge und Meer, um nur einige zu nennen. Indem Sie dann in sich

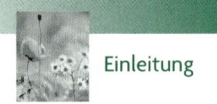

hineinschauen, in sich hineinhorchen auf das, was die Einflüsse und Umstände in Ihnen verändern. Um aber wesentlich zu sein, müssen die Modalitäten Ihr leidendes Wesen *zutiefst* schmerzlich oder *höchst* erfrischend verändern. Ein „Jo, eigentlich schon" kann man vergessen; ein „Jaaa, das isses!" verdient höchste Beachtung. Die Modalitäten begriffen zu haben, sie verinnerlicht zu haben, bedeutet die erste wahrhaftige Begegnung mit Ihrem Selbst und mit dem Selbst der anderen. Dabei lernen Sie, die Dinge so anzunehmen, wie sie für sich und für den andern nun mal sind. Sie müssen ja nicht ewig so bleiben.

Was bedeutet Diathese?

Die Diathese ist die angeborene Krankheitsbereitschaft, die angeborene Minderwertigkeit von Organen. Sie enthält die jedem Menschen eigenen Erbanlagen. Bei chronischen Krankheiten, zu denen wir Allergien wie Asthma und Heuschnupfen zählen, spielt die Anlage eine wesentliche Rolle.

Wie wähle ich die richtige Arznei?

Suchen Sie bei Beschwerden nicht nach Erklärungen ihrer möglichen Ursache, also nicht nach dem *Warum*, sondern wählen Sie aus vorgegebenen Arzneien die den Störungen ähnlichste Arznei aus. Fragen Sie sich oder den Betroffenen nach dem:

- **Wo** tut's weh (Ort, Ausdehnung, Aussehen der Störung), nach dem
- **Wie** tut's weh (Empfindung, Ausscheidung der Störung), nach dem
- **Wann** tut's weh (Beginn, Auslösung und verändernde Umstände der Störung).

Das bedarf natürlich Ihrer genauen Beobachtung, denn nicht alle Menschen sind anfangs fähig, sich hilfreich auszudrücken. Aber durch ständige Übung mit Hilfe dieser drei Fragen, werden Sie sich besser kennen lernen, werden sich Ihrer leidenden Situation bewusster und können sie besser annehmen, um sie letztlich mit einer sorgfältig gewählten Arznei loszuwerden. Versuchen Sie's, Sie werden mit Wohlbefinden belohnt.

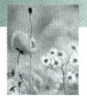

Was ist eine personenbezogene Arznei?

Das ist jene Arznei, die ein Homöopath für die gesamten Beschwerden und Befindlichkeitsstörungen seines Patienten aussucht. Sie ist also der Inbegriff einer gesamtheitlichen homöopathischen Betrachtungsweise und Behandlung. Diese personenbezogene Behandlung sollte Ihnen gleichzeitig die Grenze der Eigenbehandlung bewusst machen. Ihr Behandlungsradius bewegt sich im Bereich der bewährten Anwendungen einer Arznei, wie sie in diesem Ratgeber verwendet werden.

Wo erwerbe ich die Arzneien?

Alle Arzneien sind nur in der Apotheke erhältlich. Sie brauchen jedoch nicht vom Arzt verschrieben zu werden, sind also jederzeit ohne Rezept frei käuflich. Selbstverständlich können Sie sich die Arzneien auch von Ihrem Arzt verschreiben lassen und über die Krankenkasse abrechnen oder Ihrer Versicherung zur Kostenerstattung einreichen.

Welche Arzneiform soll ich wählen?

Die meisten Arzneien werden in drei Darreichungen angeboten: Kügelchen, Tabletten und Tropfen. Einige Arzneien, vor allem Säuren (Acidum ...), Phosphorus, Bromum und Petroleum sind nur flüssig haltbar. Die metallischen Arzneien sind erst ab D8 flüssig oder in Kügelchen vorhanden, bis D8 nur in Tablettenform. Für Notfälle erwerben Sie verständlicherweise eher Tropfen, die Sie hinter die Zunge träufeln, von wo sie rasch in die Blutbahn aufgenommen werden. Für weniger notfällige Beschwerden ziehen Sie Kügelchen vor. Die Tablettenform ist eine reine Geschmackssache.

Wie und wann verabreiche ich eine Arznei?

- **Bei akuten Störungen**
Bei akuten Störungen wiederholen Sie
  - eine Gabe bis zur D12 *stündlich* (wie im Text bei Allium cepa D3 angegeben) oder
  - eine Gabe der D30 *täglich*.

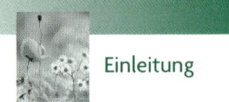

Bei Nachlassen der Beschwerden nehmen Sie die Gabe weniger häufig. Das heißt, Sie handeln nach der Intensität der Beschwerde. Außer bei Allium cepa finden Sie diese Angaben bei allen Arzneien bis D12.

- **Im Notfall**

Im Notfall können Sie jede Arznei in einem Viertel Liter Wasser mit einem Plastiklöffel „verkleppern", davon alle fünf Minuten einen gewöhnlichen Schluck trinken lassen oder mit dem selben Plastiklöffel eingeben. Behalten Sie das Wasser vor dem Schlucken einen Augenblick im Mund, damit die Arznei über die Schleimhäute rascher in die Blutbahn eindringen kann.

- **Bei Besserung der Beschwerden**

Wenn nach einer Arzneigabe eine Besserung der Beschwerden eintritt, so warten Sie mit ihrer Wiederholung, bis Sie den Eindruck haben, dass die Wirkung der Arznei nachlässt.

- **Nach akuten Störungen**

Nach Besänftigung der akuten Störungen werden die verschiedenen Potenzierungen bis zur Ausheilung mit folgender Regelmäßigkeit eingenommen:

- bis D3 – dreimal täglich eine Gabe zu je 20 Kügelchen, Tropfen oder 3 Tabletten
- D6 – dreimal täglich eine Gabe
- D12 – zweimal täglich eine Gabe
- D30 – einmal wöchentlich eine Gabe oder nach Bedarf
- D200 – einmal monatlich eine Gabe oder nach Bedarf
- LM 6 – dreimal wöchentlich eine Gabe (Arzneifläschchen vor Einnahme kräftig verschütteln)

Wann darf ich die Gabe wiederholen?

Wenn nach einer Arzneigabe eine Besserung der Beschwerden eintritt, so warten Sie mit ihrer Wiederholung bis Sie den Eindruck haben, dass die Wirkung der Arznei nachlässt. Eine Steigerung der Arzneiwirkung durch qualitative Erhöhung der Einzelgabe oder durch vermehrte Wiederholung der Gabe ist nicht zu erwarten. Der Arzneireiz benötigt Zeit und einen bestimmten Zeitablauf, bis er anspricht. Dieser Arzneireiz wird durch ein Kügelchen oder einen Tropfen genauso erreicht wie durch zwanzig oder hundert. Die *Qualität* einer Arznei steht in keinem Bezug zur *Quantität*: Menge macht nicht Gesundheit. Menge ist messbar, Gesundheit ist eine Ermessensfrage.

Was heißt „1 Gabe"?

Eine Gabe entspricht fünf Tropfen oder fünf Kügelchen oder einer Tablette. Diese Gabe geben oder nehmen Sie zehn Minuten vor oder nach dem Essen oder Trinken ohne Wasser auf die Zunge.

Was heißt „bei Bedarf"?

Einmalig und zuwarten. Wenn das Befinden sich nach drei bis sechs Stunden nicht verändert hat, darf eine weitere Gabe gereicht werden. Bei allerdings schon geringster Besserung stören Sie die Heilung nicht durch einen nochmaligen Arzneireiz!

Was heißt „alle 10 Minuten"?

Wiederholen Sie, bis sich spürbare Besserung einstellt. Dann unterlassen Sie eine weitere Gabe so lange, bis die Beschwerden sich wieder verschlimmern sollten. So verfahren Sie mit jeder Arzneigabe!

Hat die Arznei Nebenwirkungen?

(→ *Enders: „Homöopathie – eine Einführung in Bildern"*)
Die homöopathische Arznei hat *keine Nebenwirkungen* und verträgt sich mit chemischen Medikamenten wie Insulin- oder Schilddrüsentabletten. Selbst eine falsch gewählte Arznei richtet keinen Schaden an – bringt aber auch keinen Nutzen. Bei allerdings sehr empfindsamen Menschen und bei zu häufiger Wiederholung der Arzneigabe kann es zu überschießenden Reaktionen kommen. In obigem Beispiel etwa zu heftigem Brennen an Haut und Schleimhäuten. Diese Reaktion ist jedoch nicht als schädliche Arzneiwirkung zu betrachten, sondern als Zeichen der richtigen Arzneiwahl. Nach Absetzen der Arznei verschwindet diese so genannte *Erstverschlimmerung* umgehend.

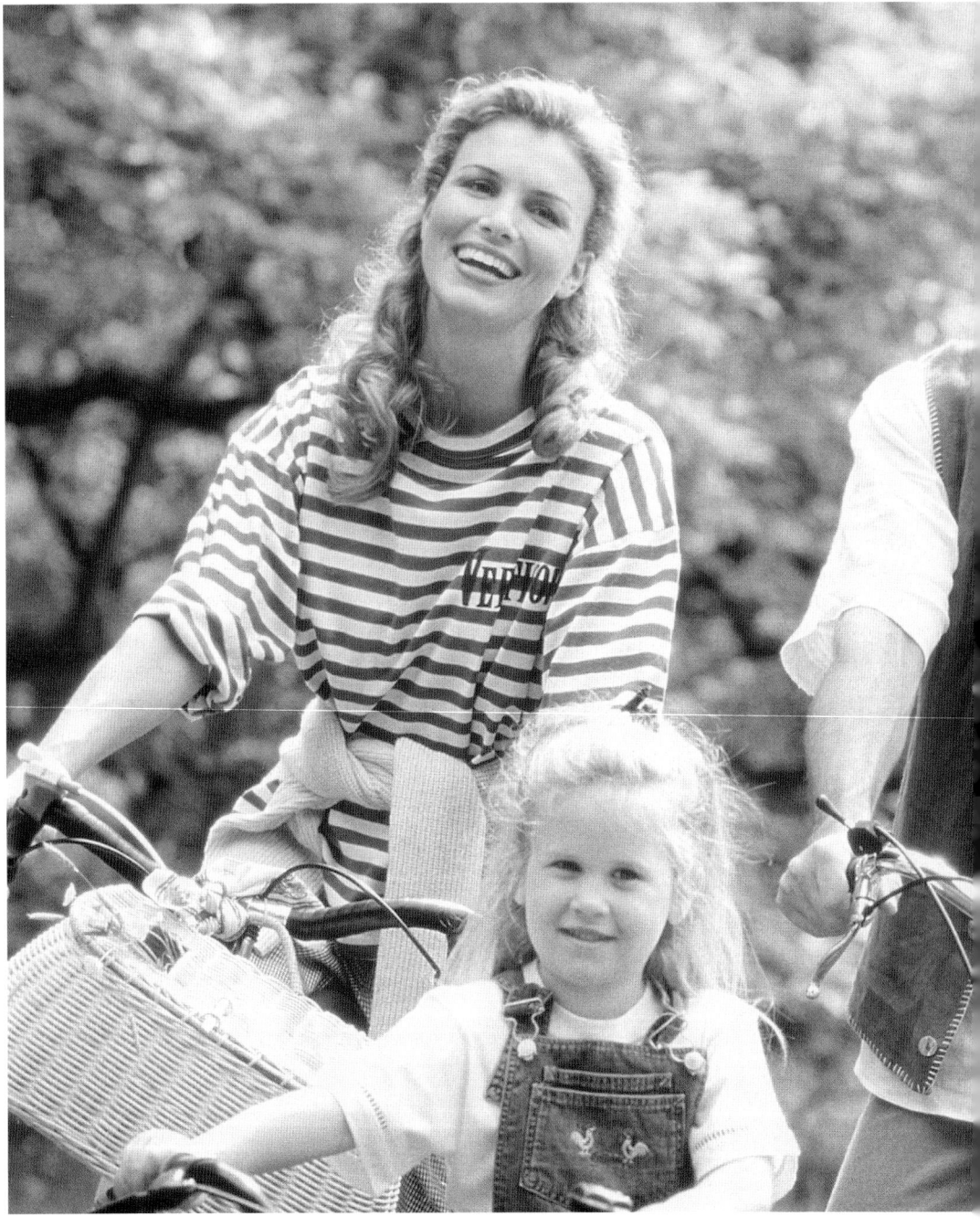

Der leidende Mensch

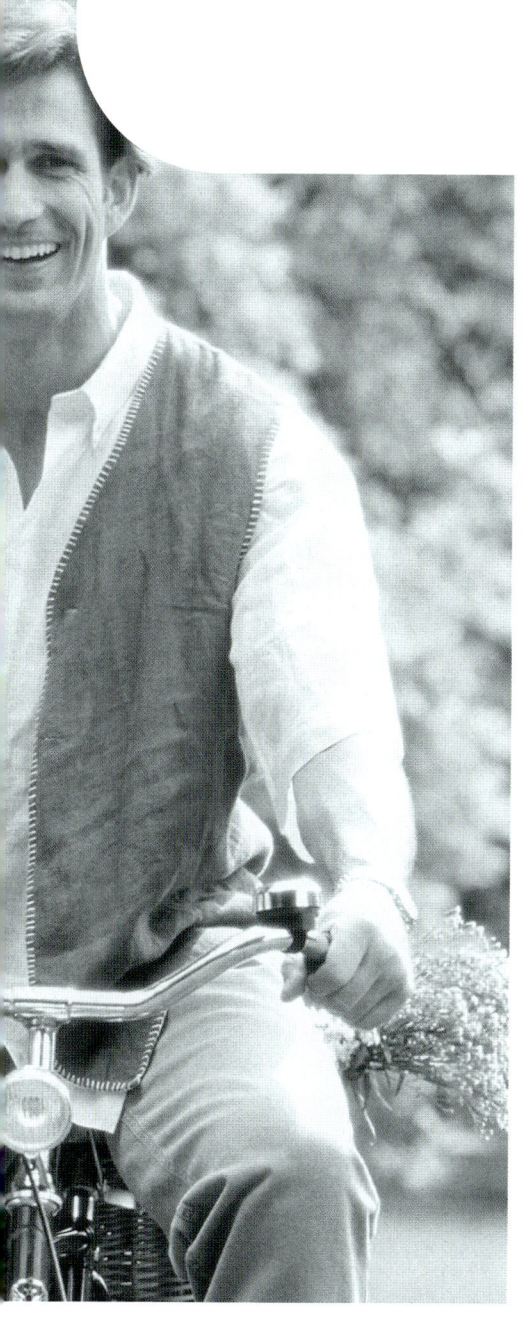

Allergien sind ein stetig zunehmendes Phänomen. Beim ersten Nachfragen hat fast jeder Leidende die gleiche Antwort parat: „Das liegt an den Allergenen!" Dies ist eine eher oberflächliche Betrachtungsweise, denn: Birken, Gräser, Blumen und Heu gibt es seit Jahrtausenden. In gleichem Maße wie es Menschen gibt, die *nicht* an Allergien leiden. Allergene sind wie Bakterien, Viren, Pilze nur *Indikatoren,* nicht aber *Initiatoren* – Zeichen nicht Auslöser – einer Erkrankung. Die wahre Ursache allergischer Reaktionen liegt oft in tieferen menschlichen Schichten. Was das für den allergisch geplagten Menschen bedeutet und in welchem höheren Zusammenhang seine Not zu betrachten ist, lesen Sie im folgenden Kapitel.

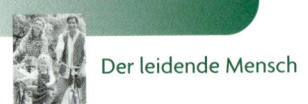

Wer hat die Beschwerden?

Homöopathen verstehen das allergische Geschehen als grundlegende Milieustörung, bei der die Ganzheit des Menschen durch Nischen und Spalten in Haut und Schleimhaut derart verletzt ist, dass Allergene (und sonstige krankmachende Stoffe) ungehindert passieren und teils verheerend agieren.

Fragen wir uns, warum die Anzahl der Betroffenen stetig zunimmt, so bleibt uns zur oberflächlichen Betrachtungsart nur die Zunahme der Allergene. Das kann aber nicht die wahre Ursache sein. Denn seit Jahrtausenden gibt es Birken, Gräser, Blumen und Heu, und seit Jahrtausenden gibt es Menschen *ohne* Heuschnupfen. Was also hat sich *in uns* verändert, dass wir gegen natürliche Stoffe der Natur empfindlicher werden? Was muss sich verändert haben, dass wir durch die Berührung mit der Natur leiden müssen?

Die Natur ist Teil der Schöpfung, genauso wie wir Menschen Teil eines höheren Schöpfungsgeistes sind. Sind es vielleicht doch die gestörten Beziehungen unter den Teilen der Schöpfung, die eine freudige Berührung miteinander in Leid verwandeln? Fragen wir uns mit Besinnlichkeit, damit wir uns wieder auf Wesentliches besinnen können. Fragen wir uns, ohne uns geschäftig durch die vordergründigen *Inhalte* des Heuschnupfens abzulenken, um dem hintergründigen *Gehalt* des Geschehens höchste Gebühr zu zollen. Dann werden die Antworten von selbst auf uns zukommen!

Was immer Sie über den Heuschnupfen gelesen haben sollten, was von Klügeren als uns beiden erdacht wurde, für mich bleibt der Heuschnupfen – wie jedes allergisch-ekzematöse Geschehen am Menschen – eine Frage der Fähigkeit oder Unfähigkeit zu berühren oder berührt zu werden. Von der Natur gleichermaßen wie von anderen Menschen. Ohne Berührung trocknen wir aus, verkümmern, legen unser Haupt in den Schoß des Vergänglichen, produzieren Vergängliches wie nach außen sichtbare Krankheiten, die uns vor nahender Berührung schützen sollen. Gerade Haut und Schleimhäute sind das sinnbildliche Instrument der Berührung mit unserer Umwelt.

Wer ist der Mensch, dessen Leben von allergischen Reaktionen bestimmt wird?

Was also muss mit jenen Menschen geschehen sein, die zu Beginn aufkeimender Blüte, am beginnenden Liebesspiel der Natur, die unser Innerstes wärmend berühren, von Heuschnupfen überfallen werden? Ist das Frühjahr nicht die Zeit uneingeschränkter Berührung mit der Natur, durch die wir selbst gleichermaßen aufblühen, wachsen und reifen dürfen, ohne unseren Intellekt zu Hilfe rufen zu müssen? Was also muss geschehen sein, dass Berührung mit der stofflichen Natur stoffliche Leiden auslöst? Oder ist es, dass wir durch die Begegnung mit der Natur uns selbst begegnen und uns berühren müssen, berührt sein müssen, um uns endlich zu begreifen? Das tut gewiss weh, wenn wir dergleichen so lange durch allerlei Ablenkungen, Ausflüchte und Ausreden auf die lange Bank geschoben haben. Oder sind wir der Berührung unfähig, weil wir nie Berührung erleben durften, als wir ihrer Gnade noch hilflos ausgeliefert waren? Erleben wir einige bildhafte Skizzen jener Menschen, die sich wegen ihrer „Frühjahrsallergie" am häufigsten der Homöopathie zuwenden.

Natrium muriaticum D30

1 Gabe
täglich

berührungsempfindlich, friert: In der Tat! *Berührungsunfähigkeit* ist das Brandmal dieses weit verbreiteten Menschen. Flüssigkeit, Feuchtigkeit und Wärme sind Zeichen des Lebendigen. Ihm aber fehlt das *Salz* der frühen Lebensjahre, das Flüssigkeit anzieht, aufsaugt und in lebendige Bewegung versetzt. Trockenheit ist Leblosigkeit, ist Todesnähe. Lange anhaltende und lange zurückliegende *Sorgen*, *Kümmernisse* und *Demütigungen* haben ihm das Salz des Lebens, die Stütze des Aufrichtens, die Berührung mit der Erde und dem Wasser vergällt. Haben die Haut, die Gewebe, die Gedanken und die Seele *ausgetrocknet*. Haben den Fluss, die Beweglichkeit der Gedanken, der Gefühle, der Ausscheidungen ins Stocken versetzt. Seinen Kummer trägt er im Stillen aus, zieht sich zurück, schlägt die Tür zu und schließt sie ab. Im Frühjahr aber, wenn die Lebensgefühle erwachen, steigen seine alten Sehnsüchte in ihm auf. Er möchte die Schöpfung umarmen, kann aber nicht mal mehr in einer blumenstrotzenden Frühlingswiese spazieren gehen ohne Natrium muriaticum,

17

sonst holt er sich einen Heuschnupfen. Denn ohne die Arznei folgt den tränenden Augen alsbald ein klarer, wässriger, schaumiger Schnupfen mit erschütterndem, krampfhaftem, *morgendlichem* Niesen. Überall, wo Berührung zwingend wird, in der wärmenden *Sonne*, an der feuchten *Meeresküste*, im menschlichen Zusammenleben, verübelt sich sein Leid. Obwohl er im Grunde immer *friert* und sich nach Menschen sehnt. Aber er vermeidet die Begegnung, zieht sich wie ehedem zurück. Dort wünscht er nur zu liegen, wartet auf die Wirkung der Arznei, die ihm ebenso wie seine enge Kleidung, die aufrechte Rückenlehne, das harte Bett den nötigen Halt geben werden, solange er menschlichen Halt ablehnt, um aufrichtig einer fähigen Berührung entgegenschreiten zu dürfen.

Arsenicum album D30
1 Gabe
täglich

unruhig, ängstlich, friert: Dieser Mensch hat nie erleben dürfen, was menschliche Berührung bedeutet. Wie also könnte er sie auf die Natur, auf die Schöpfung übertragen! Mangel an Berührung führt zum Verlust der Berührungsempfindung und folglich zur *Angst* vor Berührung mit allem, was lebendig ist. Die Angst gebiert Lebensschwäche, zu deren Abwehr sie Zwänge nährt, die den mangelnden Halt mit künstlichen *Ordnungsabläufen* wettzumachen suchen, um wenigstens nicht haltlos zu werden. Wo aber zwanghafte Ordnung herrscht, ist die lebendige Bewegung verloren gegangen. Es herrscht Stille, die jedoch von einer innerlich getriebenen *Unruhe* vergiftet wird. Wie die Ruhe vor dem Start, wie ein Löwe im Käfig. So verschwendet er *zwanghaft* großen Wert auf sein Äußeres, sieht aus wie aus dem Ei gepellt, wo die Farbe der Socken der Farbe der Krawatte gleicht oder der Farbe seiner Unterhose. Seine Manieren, *peinlichst genau* einstudiert, und das stets verbindliche Lächeln dazu hinterlassen den Eindruck selbstsicheren Auftretens. Lassen Sie sich nicht beeindrucken! Das sind nur Teile seines Korsetts, in das er sein Ich zwingt, um es nicht zu verlieren. Das hieße *Zerfall*, Auflösung, wahres, nacktes Ich, das uns sein Bild im Bild von Arsenicum album widerspiegeln lässt. Als Arznei wird sie ihn dem lebenslänglichen Tod in der Hölle entreißen. Denn das Feuer der Hölle *brennt* in all seinen Geweben, unerträglich, auch beim Heuschnupfen und Asthma. Aber das Höllenfeuer heizt ihn nicht auf. Er bleibt *kalt* und *friert* beständig.

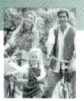

Trotzdem sehnt er sich nach *Wärme*, ja nach Hitze, die einzig sein Brennen *lindern*. Seine Sehnsucht richtet sich eben auf lebendige Feuer.

Phosphorus D30
1 Gabe
täglich

wechselhaft: Bei einem Licht und Sonne, Leuchtendes und Strahlendes, Glanz und Glitter liebenden Menschen wie diesem, sind die Schatten nicht fern. Dann nämlich, wenn ihm nicht die Möglichkeit gegeben war, Gefühl und Sinne seiner unbewussten Welt zu leben und zu erleben. Im Grunde trägt er ein *heiteres*, sonniges, strahlendes Wesen vor sich her, äußerst empfindsam, schöpferisch, *fantasiereich* und höchst *schlampig* in seinem Zimmer, im Umgang mit der Zeit und mit Versprechungen. Aber jede Erkrankung wirft ihn ins Dunkel seiner Schatten. Er verliert seine Leuchtkraft und *verbrennt* bis zur Erschöpfung. Alles, was das Dunkel in seiner ungewohnten Wirklichkeit gebären kann, wie Schlaf, Träume, Einbildungen, Alleinsein, Tod, Kontrollverlust, getrübtes Bewusstsein, herabgesetzte Hemmschwelle und deren Folgen, werden zu seinen Feinden. Zum unheimlichen Inhalt seiner Empfindungen und Handlungen: bedrohende Angst, *Fratzen*, Stimmen, Blitze und *Hellsichtigkeit*; Erregung, Hochstimmung, Ekstase, Hassliebe und geschlechtliche Manie; Melancholie, Gleichgültigkeit und Umnachtung. Das ist der Lebensweg des Lichts, des Leuchtenden, des Erleuchteten, wenn es unterdrückt wurde. Selbst beim Heuschnupfen, der die Erregung der Person in der Erregung der *brennenden* Schleimhäute widerspiegelt und nach Erlösung durch Phosphorus geradezu schreit. Im *Hals beginnend* steigt er nach oben und nach unten, plagt die lichtscheuen Augen mit viel Tränen, die Nase mit wenig wundem Fluss und die Bronchien mit asthmatischer, trockener, wunder Atemnot. Kaltes Wasser ins Gesicht gespritzt und auch als Getränk lindert.

Lachesis D30
1 Gabe
täglich

gestaut: Berührungsängste sind auch das Hauptleiden dieses kräftigen Menschen mit rotem Kopf und hitzigem Gemüt. In Zeiten des Übergangs, der Wandlungen und Neugestaltung, dann wenn beispielhaft die ruhende Kraft des Winters in die formende Kraft des Frühlings übergeht, fühlt sich jeder kontrollbedürftige Mensch unwohl. Das rüttelt an seinem wohlgebauten Nest, an seinem Image, an seiner Sicherheit. Dazu schmeichelt der *erste* warme *Sonnenstrahl* und die erste wohltuende *feuchte Wärme* sein Gemüt und neigt dazu, so manche hübsch verpackte Seelensehnsucht zu beleuchten. Sein eigentliches Schicksal ist der Kampf zwischen einer hohen Intelligenz und einer gleichsam starken Libido. Letztere legt er an Ketten unter Kontrolle, spielt den Coolen. Aber die *Unterdrückung* seiner Gemütsimpulse *stauen* sein Wesen wie seinen Körper. Durch mitteilsames Reden macht er sich deshalb Luft, denkt laut, stürzt sich begeistert auf allerlei Ideen philosophischer, politischer oder religiöser Färbung und versucht, recht spritzig, hitzig und schwitzig, jeden davon zu überzeugen. Er lässt sich aber auch von der Unrichtigkeit seiner Überzeugungen belehren und vertritt mit gleichem Fanatismus die gegenteilige Lehre. Das erinnert uns an die Antiraucher- und Antialkoholiker-Kampagneure, die ehedem genüssliche Smoker und Trinker waren. Wenn er sich nicht auf solche Weise umständehalber Luft machen kann oder wenn in Zuständen getrübten Bewusstseins wie in der *Nacht*, im *Schlaf*, sein Kontrollbedürfnis über seinen genüsslichen Impulsen schlummert, dann stauen und ballen sich seine Schwachstellen zum gewaltigen Ausbruch in gefangenen Schmerzen oder *erleichterndem Fließen*. Wenn wir das Wesentliche dieser Person verstehen, fällt es uns nicht schwer, das Wie und Wann seiner Leiden, Heuschnupfen eingeschlossen, nachzuvollziehen. Solange die Nase nicht rinnt, durch Nasenspray oder Schlaf unterdrückt, staut sich sein *Kopf*, eher *links*, mit heftig *pulsierenden* Schmerzen *bis in die Nase* runter. Der Schlaf, selbst ein *kurzes Schläfchen* tagsüber, bringt ihm nichts Gutes. Er erwacht mit lichtscheuen Augen, mit kräftigem Niesen und mit erstickendem Reizhusten. Er *schnappt nach Luft*. Nichts darf seinen *Hals* berühren, sonst fühlt er sich tatsächlich *erwürgt*. Nichts kann man ihm Gutes antun, außer ihm Lachesis zu empfehlen, aus einiger Entfernung ihm Luft zuzufächeln und kühles, trockenes Wetter zu bestellen.

Das sind die am meisten betroffenen Menschen. Für die weniger Betroffenen wird die Arznei dann wichtig, wenn deren Wirkung den Frühjahrs-Plagegeist austreibt. Die Beteiligten stricken alle am selben Thema mit: Unfähigkeit zu berühren oder berührt zu werden von allem, was wärmt, befeuchtet und lebendig keimt.

Silicea D12
2 x 1 Gabe
täglich

haltlos: Im Inneren dieses blassen, dürren Menschen hat sich ein Gefängnis aus *Quarz* kristallisiert, das Rundes, Pralles, Warmes und Feuchtes ausgeschlossen hat. Wir erleben einen kolossal *frostigen Kümmerling*, dessen Schicksal von zu viel Schwäche bei zu wenig Zärtlichem gezeichnet ist. Scheuheit ist in all seiner Art, sich zu geben, geleitet von einer ständig *bewusst erlebten* menschlichen *Unvollkommenheit*. Wir haben also beides: die natürliche Unzulänglichkeit der Organe und Organsysteme (*Diathese* → *Einleitung*) und die unnatürliche Unverständigkeit seiner Umwelt. Das ist zu viel an Minderwertigkeit, um sie einer Welt vollwertiger Erwartungen entgegenzusetzen. Er gibt auf! Wo aber keine Anforderung besteht, verkümmert die Herausforderung. Wo keine Stütze greifbar ist, wird das Schwache schwächer. Wundert es uns, dass er schon lange kein Bedürfnis mehr hegt, Größe, Kraft und Fähigkeiten seiner Umwelt anzustreben? Das *Nicht-Können* mündet im *Nicht-Wollen*. Ist noch ein Rest an Willen vorhanden, dann wird sich sein Ziel nur *langsam* und mühsam gestalten. Genauso wenig wie die Seele finden seine Organe, sein Stützgewebe und Halteapparat den nötigen Anreiz, sich zu formen und Krankhaftes abzuwehren. Seine Haltung verbiegt und beugt sich, er wird haltlos, bis er *knickt*. Silicea wird zum Strohhalm, der in gleicher Weise durch *Kieselsäure* aufgerichtet wird, immer in Gefahr, leicht wieder zu brechen. Sein Heuschnupfen ist wie alle seine Absonderungen: *fließend*, dünn, wässrig, *scharf* und wund machend. In der *Nasenwurzel* und am *Eingang der Ohrtube* im Rachen *juckt* es. Fröstelig wie er ist, verursacht der *geringste Luftzug* irgendwo am entblößten Körper einen heftigen *Niesanfall, morgens* ganz besonders. Deshalb hüllt er sich von Kopf bis Fuß in warme Decken, Schals und Socken. Das sind gewissermaßen seine vor Berührung schützenden Mauern. Es verbleibt der Arznei, sie einzureißen.

Kalium carbonicum D12
2 x 1 Gabe
täglich

reizbar, schwach: Auch bei diesem Menschen hat die Schwäche ihre Kerben mit Lanzen ins Schicksal gehauen. So leidet er unter *stechenden* Schmerzen. Sie sind unabhängig von Bewegung, kommen in jeder Art von Gewebe vor. Eine beliebte Stelle ist die *rechte untere Brust*. Die Heftigkeit des Stechens geht dort – bei Lungenleiden wie bei Heuasthma – bis in den Rücken durch. Der heftige, lang *anhalten-*

de Husten tritt anfallsweise auf, bevorzugt gegen *3 Uhr* morgens. Wenn er jetzt nicht Kalium carbonicum täglich einnimmt, wird er sich aufrecht setzen, seinen Oberkörper nach vorn beugen und wenig zähen, *fadenziehenden* Schleim *hervorwürgen*. Eine große, *reizbare Schwäche*, des Zuspruchs abgeneigt, begleitet alle Beschwerden: im intellektuellen Teil des Hirns, im unregelmäßig schlagenden Herzen, im lahmen Rücken, in den versagenden Beinen. Seine Reizbarkeit treibt ihn leicht ins Schwitzen. Ein wässriger, schwacher, gepiesackter Mensch, dem manchmal die oberen Augenlider *säckchenförmig* aufdunsen. Zumindest solange er der Arznei unkundig bleibt.

Sulfur D12
2 x 1 Gabe
täglich

ungepflegt: Sein Problem ist nicht mehr allzu sehr das Vermögen oder Unvermögen zur Berührung, seine Unzulänglichkeit liegt in dem, was seine Vorfahren ihm an Unvollkommenem weitergaben. Dieses Erbgut nennen wir *Diathese* (→ *Einleitung*). Jedem ist seine eigene in die Wiege gelegt, wo sie beginnt, das zu bewirken, was uns am Vollkommensein hindert. Die Natur hat diesem kranken Menschen das höchste Maß an Unfähigkeiten zugedacht, aber auch die größtmöglichen Chancen, aus diesem Kranksein sein Wohlbefinden zu schöpfen. So hat sie schon rein äußerlich aus ihm zwei verschieden anzublickende Gestalten mit hängenden Schultern geformt. Gestalten, die wie Elefanten über die Lebensbühne stampfen. Der eine ist kräftig, rundlich, rot, der andere ist schmal und blass. Beide sind mit *hitziger, feuriger, brennender* Kraft erfüllt. Ihre Gegenwart mit ihrem *durchdringenden* Körpergeruch und ihrer lauten, rücksichtslosen Stimme steckt Raum, Sphäre und Anspruch völlig für sich ein. Trotz angemessener Pflege sehen sie irgendwie immer *ungepflegt* oder vernachlässigt aus. Auf der Haut und in ihrer Kleidung. Der Runde ist aktiv, nimmt Probleme zur Lösung an und findet durch seine Verbindlichkeit immer einen Trottel, der für ihn die Kleinigkeiten erledigt, bei Misslingen die Schuld einsteckt und vor der Ehrung entlassen wird. Der Schmale ist passiv, arbeitsscheu, pflegt ein persönliches Weltbild. Er lehnt sich zurück und meditiert darüber, was hätte sein sollen oder was sein müsste. Ein wandelnder Konjunktiv! Ihr Heuschnupfen, der vom *Frühjahr bis zum Herbst* anhalten kann, ist ihnen so gemeinsam wie das Arzneibild von Sulfur. *Brennen* überall und *hit-*

zige Röte der Körperöffnungen. Lichtscheue Augen mit brennenden, scharfen Tränen; brennendes, scharfes Wasser aus der wunden Nase, das *drinnen* und *morgens* die Nase *verstopft*; brennender, wunder, trockener Rachen mit heiserer Stimme und Räusperzwang. Infolge der *Hitze erstickt* er in warmen Räumen, nachts, in der *Bettwärme*, bei *feuchtem, warmem Wetter*. Überall reißt er Türen und Fenster auf, selbst im kühlen Winter. Er giert nach frischer Luft, aber auch nach warmem, trockenem Wetter. Akut ist die Arznei nur angezeigt, wenn sie einigermaßen der Person entspricht, aber auch, wenn Ekzeme in der persönlichen Vorgeschichte weggesalbt wurden oder wenn trotz gut ausgesuchter Arznei die Beschwerden immer wieder erscheinen. *Sulfur* reinigt dann das Geschöpf von oben bis unten und von innen nach außen. Ist es nicht tröstlich zu wissen, dass keiner unter uns so mit Vorteilen behaftet ist, dass er irgendwann in seinem Leben an dieser Arznei vorbeigehen könnte ohne innezuhalten, um erleichternd zuzugreifen?

Zusammenfassung

Wer ist der Mensch?

Natrium muriaticum D30	1x täglich
Verlust des Salzes und Haltes; trauert um Vergangenes	
Arsenicum album D30	1x täglich
Verlust des Lebendigen; zwingt sich zu lebloser Ordnung	
Phosphorus D30	1x täglich
Verlust des Lichtes und der Heiterkeit; ängstigt sich vor allem	
Lachesis D30	1x täglich
Verlust der Unsterblichkeit; schwankt zwischen Weisheit und Lust	
Silicea D12	2x täglich
Minderwertigkeit wird als Schicksal empfunden, bis er umknickt	
Kalium carbonicum D12	2x täglich
Schwäche wird als Schicksal empfunden, bis er schwach wird	
Sulfur D12	2x täglich
Schmuddel wird als schön empfunden, bis er schmuddelig erstickt	

Typisch Frau, typisch Mann?

Frauen mögen es nicht sonderlich, wenn wir von ausgesprochenen Frauen-Arzneien oder Männer-Arzneien sprechen. Den Männern ist das zunächst völlig egal. Was immer sie einnehmen, muss wirken! Tut es das, dann ist die Welt und ist die Homöopathie in Ordnung. Tut es das nicht, dann waren sie umgehend getreue Arznei-Schlucker gewesen. Bis sie homöopathisch differenzierter denken lernen, vergehen viele kostbare Jahre. Ausnahmen, die mir rühmlich bekannt sind, verändern diese Regel nicht zu männlichen Gunsten. Männer bekritteln zwar die Emanzipation (= Mündigkeit) der Frauen, haben aber ihre eigene nie in Erwägung gezogen. Das macht sie auf ewig abhängig von Frauen, was die Geschichte und homöopathische Wartezimmer uns mannigfaltig beweisen.

Sagen wir also: Es gibt Arzneien, die *eher* weiblichem und solche, die *eher* männlichem Wesen entsprechen.

Pulsatilla D30
1 Gabe
täglich

eher rundlich, warm, weiblich: Der hier zugehörige Heuschnupfen-Mensch ist eher ein *rundliches* Mädchen oder eine Frau. Lieblich, freundlich, zerbrechlich. Von sanftmütiger und nachgiebiger Ergebenheit mit steter Angst, nicht angenommen zu werden, nicht genug geliebt zu werden. Falls dem so ist, dann weint und jammert sie über alles. Ihr Charakter ändert sich dann genauso, wie der Charakter ihrer Beschwerden rasch *veränderliche Eigenarten* annehmen kann. Mal tut es hier weh, mal dort, mal so, mal anders. Das würde genügen, um ihr jetzt schon Pulsatilla zu empfehlen. Denn ihr Heuschnupfen ist nur eine äußerliche Variante innerer Vorgegebenheiten. Er ist zwar so eindeutig wie jeder allergische Schnupfen, aber die veränderten Umstände, bessernd oder verschlechternd (*Modalitäten* → *Einleitung*), sind wiederum von *Widersprüchlichkeit* gezeichnet: Alles *verschlimmert* sich zwar *im Freien* – die Augen tränen, der Schnupfen fließt wund, sie niest krampfhaft, sie *fröstelt* leicht – aber sie liebt es, sich in *kühler, frischer Luft* zu bewegen. Das tut ihr richtig gut. Bei allem Widerspruch können wir sie leicht zum Besseren ablenken, indem wir ihr gut zusprechen und sie trösten. Welcher Mann ließe das so gern mit sich geschehen wie sie?!

Cyclamen D12

2 x 1 Gabe
täglich

eher schlank, frostig, weiblich: Diese eher *nervösen*, zierlichen, bleichsüchtigen, niedergedrückten und traurigen Mädchen und Frauen sind die noch *frostigere* Ausgabe der *Pulsatilla*-Wesen. Ihre Blutarmut hat sie kalt, schwach und *erschöpft* werden lassen. Während ihres Heuschnupfens leiden sie an *Schwindel* und *Flimmern* vor den trockenen, hitzigen Augen, besonders *morgens* beim Erwachen, die ein *hämmerndes, rasendes Stirnkopfweh* einleiten. Ein flüssiger, fließender Schnupfen *mindert* den *Geruch*. Sie verlangen nach Cyclamen, nach leichter Bewegung in einem *warmen* Raum, denn sobald sie nach *draußen* gehen, erschüttern *krampfhafte Niesanfälle* ihren ganzen geschwächten Körper.

Nux vomica D30

1 Gabe
täglich

gereizt, verkatert, eher männlich: Mit dem *Silicea*-Menschen hat dieser gemeinsam, dass sie beide heftig niesen, wenn ihnen der *geringste Luftzug* oder *Kälte* irgendwo über die Haut streichen. Ein überaus *verfrorenes*, eher männliches Geschöpf! Er ist allein durch sein reizbares, mürrisches, *nörgelndes* Temperament von der unbeholfenen Schüchternheit des anderen leicht zu unterscheiden. Außerdem reißt er die *Fenster* und Türen *auf*. Dazwischen führt er ein Leben im großen *Durcheinander*, leidet an morgendlichem, *verkatertem Stirnkopfweh* und schöpft viel Ärger aus seinem *Magen*. Ein echter Vertreter unserer Zeit! Ähnlich präsentiert sich sein Heuschnupfen: Die Augen sind wässrig und fließen draußen vermehrt, aber er geht trotzdem an die frische Luft. Das ist nichts Sonderbares. Bezeichnender ist der Schnupfen. Die *Nase* (wie auch Mund und Rachen) ist sehr trocken, verstopft, mal dieses, mal jenes Nasenloch. Obwohl sie eher *tagsüber* und *draußen* mit heftigem Niesen *fließt*, stört die *Verstopfung nachts* so sehr, dass er *kaum atmen* kann, immer wieder *aufwacht*, schimpft und gelegentlich an Nux vomica denkt. Denn bei allem Übel plagt ihn ein dumpf drückendes Stirnkopfweh, wie verkatert. So ähnlich fühlt er auch seinen *Magen*. Eine wunde Zerschlagenheit breitet sich im ganzen Oberbauch aus, *beengt* die *untere Brust*, sodass er die Gürtellinie von allen einengenden Kleidern befreit. Ein krampfartiges *Rülpsen* verschafft ihm gelegentliche Erleichterung. Aber zu *Tagesbeginn* ist alles beim Alten. – Am wirkungsvollsten ist die Arznei zu Beginn, sobald Trockenheit und Kitzel in der Nase spürbar werden. Auch bei jeder derart beginnenden Erkältung.

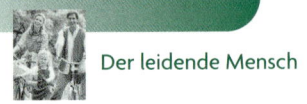
Naphthalinum D3

3 x 1 Gabe
täglich zu je 20 Kügelchen

eher links, hitzig, männlich: Weniger eine personenbezogene Arznei als eher eine Hilfe für aufgepfropfte Zeichen, Hinweise und Spuren tiefer liegender Störungen. Die Ursubstanz wird in der chemischen und kosmetischen Industrie als Treibgas für Sprühdosen benutzt. Es wäre also anzunehmen, dass ihre allergische Reaktion mehr Frauen beträfe. Dem ist nicht so! Es sind eher Männer, die von einem eher *linksseitigen, hitzköpfigen* Heuschnupfen ereilt werden. Alle ihre *Schleimhäute* sind trocken, wund, *brennend geschwollen*. In Augen, Nase, Rachen und Bronchien. Aus den Augen rinnen so wund machende Tränen, dass ihre Lider stark anschwellen. Ihre Nase bleibt trocken, *krampfartige* Niesattacken werden hörbar und mit Naphthalinum erstaunlich rasch zum Schweigen verdammt. Sonst steigt die Allergie über den Rachen *in die Bronchien*, wo sie ein *krampfartiges, trockenes Asthma* verursacht mit *seufzender Einatmung*, mit *Wundheitsgefühl* im Brustraum und lang dauernden, trocken krampfenden Hustenanfällen, sodass sie *kaum Luft holen* können. In der frischen Luft wird es ein bisschen leichter, mit der Arznei deutlich leichter.

Zusammenfassung

Typisch Frau, typisch Mann?

Pulsatilla D30 weiblich, widersprüchlich, wechselhaft	1x täglich
Cyclamen D12 weiblich, hysterisch; die kalte Pulsatilla	2x täglich
Nux vomica D30 männlich, mürrisch, unleidlich, nörgelnd, verkatert	1x täglich
Naphthalinum D3 Nase männlich, wunde, trockene, geschwollene Nase und Augen; Asthma	3x täglich 20 Kügelchen

Wann treten die Beschwerden auf?

Vorbeugung

Die Homöopathie ist nicht nur eine geeignete Ergänzung zur vorrangig ausgeübten Medizin bei akuten und chronischen Erkrankungen, sie ist auch eine vorbeugende Behandlungsweise. Und zwar immer dann, wenn wir die Vorboten und Zeichen eines Krankheitsprozesses erkennen. Erkennen geht aber nicht ohne Einsicht in den kranken Menschen. Das heißt, wir müssen ihn kennen lernen und Einschau halten dürfen! Das erst erlaubt uns, die Wahrscheinlichkeit seiner möglichen Leiden vorauszusehen, um denselben mit einer entsprechenden Arznei zuvorzukommen.

Acidum formicicum D200 oder D30

1 Ampulle
monatlich oder
wöchentlich

rheumaähnliche Schmerzen: Der Heuschnupfen ist das Zeichen einer ausscheidenden (*exsudativen*) Komponente im *allergischen* Geschehen jenes Menschen, der einen solchen zu produzieren vermag. Sind Sie ein *kräftiger, liebenswerter* Mensch, dessen Dilemma in den Vorjahren von *schwächenden, rheumaähnlichen* Muskel- und Knochenschmerzen begleitet war, suchen Sie unbedingt einen Homöopathen auf, der Ihnen ab Jahresbeginn drei Monate lang Acidum formicicum D200, 1 Ampulle monatlich, unter die Haut spritzt. Auch im *akuten* Stadium eines eben zum ersten Mal auftretenden Heuschnupfens ist diese Arznei von Bedeutung: Ihr Blick ist vom Schnupfen verquollen, Ihre Stimme zur Heiserkeit verdammt, durch *würgende Hustenattacken* ersetzt. Ihr Atem ist in größter Not, Sie verlangen nach frischer Luft und nach Acidum formicicum D30, wöchentlich unter die Haut zu spritzen. Ihr *roter*, drückender Kopf, mit *Stichen* in der Stirn, mit Schwindel und Übelkeit runden Ihre Erscheinung ab. Trotz Ihrer Röte sind Sie ein auf *Wetterwechsel* empfindlicher Mensch, der *Kälte, Nässe* und *Kaltbaden* verabscheut und von der wärmenden Gnade der Sonne abhängig ist. – Sind diese Bedingungen den Ihren vergleichbar, so werden Sie nie mehr Tränen vergießen müssen. Wenn nicht oder nur annähernd, dann wird sich der Verlauf des

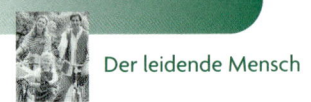

Übels im Vergleich zu Vorjahren wenigstens nicht so dramatisch gestalten.

Galphimia glauca D4
3 x 1 Gabe
täglich

allergische Anlage: Wissenschaftlich forschende Homöopathen haben herausgefunden, dass bei vorbeugender Einnahme von Galphimia oder *„Heuschnupfentropfen"* von der DHU (Deutsche Homöopathische Union) die *allergische Neigung* des Menschen *vermindert* wird. Den Erfolg ihrer Versuche machen wir uns zunutze und beginnen ab Mitte März, mit dieser Arznei die Kraft der Allergie zu schwächen.

Pollen LM6
1 Gabe
täglich abends

erster Pollenflug: Die Mehrzahl der Betroffenen wird schon beim ersten Pollenflug vom Heuschnupfen gepackt. Wer unter Ihnen nach einer kurzen Leidenspause nochmals im *Spätsommer* oder *Frühherbst* ergriffen wird, dem wird diese Arznei ganz besonders wohl tun. Obwohl es unhomöopathisch ist, für die Diagnose „Pollenflugallergie" – wie auch für jegliche andere klinische Diagnose – ein Behandlungsschema zu entwerfen, geben uns gerade die hochpotenzierten Pollen durch eine erfolgreiche klinische Studie die statistische Gewissheit. Außerdem scheint mir eine solche Hilfe eleganter zu sein als eine auf ähnlichen Prinzipien aufgebaute, aber langwierige und oft *erfolglose allergologische Desensibilisierung*. Nichtsdestoweniger bleiben beide Methoden eine Teilbehandlung der *Allergie*, die ja nur ein *Anzeichen* für eine tiefer gelegene Störung der Person ist. Eine personenbezogene Arznei (→ *Einleitung*) wird sicher Ihr homöopathischer Behandler

Zusammenfassung

Vorbeugung

Acidum formicicum D30 im Akutfall unter die Haut spritzen lassen	1x wöchentlich
Acidum formicicum D200 von Januar bis April unter die Haut spritzen lassen; zusätzlich:	1x monatlich
Galphimia glauca D4 bis zum Beginn des Heuschnupfens einsetzen; wirkt gegen allergische Prozesse	3x täglich
Pollen LM6 einsetzen, sobald der Pollenflug beginnt	1 x täglich abends

zusätzlich herausfinden. Sie ist und bleibt immer die beste und sicherste Behandlung. – Ihr Apotheker oder ihre Apothekerin wird diese Arznei für Sie bei der Firma „*Arcana*" in Gütersloh bestellen. Und vergessen Sie nicht: die LM-Potenzen bedürfen vor der Einnahme nochmals einer kräftigen Verschüttelung (→ *Einleitung/Gebrauchsanweisung*).

Beachte:

> Die beste Vorbeugung ist die personenbezogene Arznei
> (→ Einleitung)!

Epidemie

Die Lehre von der Epidemie erklärt die WHO (World Health Organization) auf folgende Weise: „Sie befasst sich mit der Untersuchung der Verteilung von Krankheiten, physiologischen Variablen (funktionelle Veränderungen) und sozialen Krankheitsfolgen in menschlichen Bevölkerungsgruppen, sowie mit den Faktoren, die diese Verteilung beeinflussen." Das tut gleichermaßen die homöopathische Weise. Ein Lexikon ist eine gute Sache. Also, jedes Frühjahr bemerken wir homöopathischen Behandler, dass dem steilen Anstieg der Heuschnupfen-Plage zu etwa zwei Drittel mit der *gleichen Arznei* entgegengewirkt werden kann. Die folgenden Arzneien lege ich Ihnen ans Herz, wenn Sie den Eindruck haben, von einer „Heuschnupfenwelle" erfasst worden zu sein.

Arsenicum album D30
1 Gabe
täglich

beim Einbruch kalter Tage: Alle Epidemie-Arzneien zeigen eine Beeinflussung durch die Großwetterlage an. Das heißt, dass die Heuschnupfen-Menschen, die einer solchen Arznei bereitwilligst entgegenzittern, von der allgemeinen Wetterlage des Frühjahrs im höchsten Grade ungünstig beeinflusst werden. Den Ersten unter ihnen packt es, je *kühler* und *feuchter* dieser den Frühling zeichnet. All seine befallenen Gewebe *brennen* höllisch, trotzdem er im Allgemeinen – und vielmehr noch jetzt – friert. Aber das Höllenfeuer heizt ihn nicht auf. Er sehnt sich nach *Wärme*, sogar nach *Hitze*, die neben Arsenicum album einzig und allein sein Brennen lindert. So tief wie sein *Frösteln*, so blass ist sein Gesicht. Leichenblass mit *kalten Schweißen* überall. Die Heizdecke im Bett würde wohlig lindern. Aber seine von innen getriebene *Unruhe*, seine Angst, das Liegen zwänge ihn zum Sterben, lassen ihn auf und ab gehen. Wartend auf einen Menschen, der ihm irgend etwas Gutes antäte, dessen tröstende Zuneigung er aber mit unflätigem Schimpfen über die böse Welt zerschlagen würde. So wartet er verlassen und verlässt sich auf die erlösende Gunst der Arznei. Wenn nicht, dreht sich im nächsten Winter das Karussell bei jeder Unterkühlung weiter. Oder sein ehemaliges, mit Salben vertriebenes, trockenes Ekzem erscheint wie ehedem in alter Blüte.

Gelsemium D30
1 Gabe
täglich

beim Einbruch warmer Tage: Bei ihm ist es der *Einbruch warmer Tage* im noch kühlen Frühling oder beständiges *feuchtes, schwüles, föhniges* Wetter wie vor Gewittern, die eine apathische Schwäche auslösen. Heiß und *dunkelrot* gedunsen liegt er mit pulsierendem *Nackenkrampf* flach, der wie ein festes *Band* bis zur *Stirn* zieht. Wie gelähmt, teilnahmslos, *müde, matt, schlaff*. Dennoch innerlich zittrig, sehnt er sich nach Ruhe, will allein sein, nicht denken und nicht handeln. Mit diesem Gebaren beginnt sein Heuschnupfen ähnlich langsam und träge wie der ganze kranke Mensch. Sein Kopf ist *fiebrig, hitzig*, und doch *verlangt er nichts zu trinken*. *Frost* begleitet bereits die Kopfschmerzen, schleicht sich wellenartig den *Rücken rauf und runter*. Ein echter Schüttelfrost mit Zähneklappern, obwohl er keine Kälte empfindet, das Zimmer inzwischen aufgeheizt ist und Gelsemium bereitsteht. Je nachdem, wie das Wetter seine Launen verstreut, *flimmern* die Augen, kribbelt die Nase, fließt ein scharfer Schnupfen *morgens* und *draußen*, von heftigen Niesanfällen gefördert. Alles hält so lange an, bis endlich eine *Flut* von farblosem *Harn* einsetzt, was die Erlösung von allen Übeln ankündigt. Geben Sie die Arznei – wie möglichst immer – rasch bei den Anfangssymptomen: Fülle des Kopfes, fiebrige Hitze ohne Durst und trotzdem Frösteln. Nur dann können Sie ihre Wirkung voll auskosten. Nichts ist köstlicher als das Schwinden des Schmerzes.

Sabadilla D6

3 x 1 Gabe

täglich

friert, fiebert, wärmebedürftig: Je *frischer* und *kühler* die Luft des Frühlings, desto elender ist ihm zumute. Blass, kalt, feucht und *ständig fröstelnd*, hüllt er sich in Warmes, trinkt Warmes und schürte am liebsten die Holzscheite im Kamin. In *periodischem* Rhythmus, immer *zur gleichen Stunde*, überkommt ihn *Fieber*, das aber den Frost nicht aufheizen kann. So schwankt er leidend auf und ab *bis* in den *Sommer* hinein: wässrige, überlaufende, lichtscheue, gerötete Augen, *krampfartiges*, erschütterndes *Niesen*, vermehrt *draußen*, mit reichlichem Schleimfluss aus der wunden, brennenden, juckenden, gelegentlich blutenden, geschwürigen Nase. In den Niespausen einen drückenden, ja *krampfenden* Schmerz an der *Nasenwurzel*, sodass er die Stirn in missmutige Falten legt. Sein Geruchsempfinden ist überempfindlich, vor allem auf *Knoblauch* oder Ausdünstungen desselben von Menschen, die sich Vortags an provenzalischen Nudeln „au pistou" (Basilikum mit Knoblauch zerstampft) ergötzten. Am ständigen *Räusperzwang*, der ihn am Niederlegen hindert, erkennen wir, dass die allergische Reizung *in den Rachen* abgestiegen ist. Dort erduldet er die größtmögliche Trockenheit von allen Mitleidenden. Der Hals brennt, kratzt, von innen drückt ein „Kloß", von außen schnürt es ihn zusammen. Deshalb gelüstet ihn unaufhörlich nach warmem Trinken und nach Sabadilla, da ihm *Wärme in jeder Form* Linderung verschafft. Wenn Sie in Ihrer Zuordnung noch nicht ganz sicher sind, fragen Sie nach Kopfschmerzen. Er ist nämlich unfähig zu denken und geistig zu arbeiten ohne (!) Kopfschmerzen. Jetzt wissen Sie schon mehr als mancher Homöopath, was Ihnen die Gunst des Heilens doppelt vergönnen mag.

Jodum D12

2 x 1 Gabe

täglich

hitzig, zittrig, abgemagert: Je *heißer* und *schwüler* sich die Tage des Frühjahrs und Frühherbstes dahinschleppen, desto hitziger blüht sein Heuschnupfen. Besonders wenn er (noch immer) ein Seeküstenbewohner ist, der dem jodhaltigen Küstenklima abgeneigt ist. Ständig fühlt er sich *heiß*, die geringste Wärme erregt und beängstigt ihn mit *Bangigkeit*. Trotzdem sieht er meist blass, *fahlgelb*, eingefallen und erschöpft aus, und die *Haut* und *Glieder* sind *kalt*. Er ist nämlich durch rasche Verbrennungsprozesse gekennzeichnet. Seine *Schilddrüse* arbeitet auf Hochtouren, sodass wir ihn *ständig* mit zitternden

Händen kleine Happen *essen* sehen, denn nur *während* des Essens fühlt er sich wohl. Er magert jedoch immer mehr ab, weil er innen verbrennt. Ein rasches Geschehen aus einer hektischen, ängstlichen, Besorgnis erregenden Unruhe heraus, die ihn auffrisst. Dämpfen wir die Hitze mit Jodum, bevor alles, was seine Allergie befällt, auf gleiche Weise *brennt*. Dabei stockt der Fluss *drinnen* und *fließt draußen* heftig *ätzend*, aber erleichternd aus Augen und Nase. Trocken und wund bleiben hingegen der Rachen und eventuell die Bronchien mit keuchendem, bellendem Asthma. Morgens und vor allem *in Wärme jeglicher Art* und Ausprägung droht er förmlich zu ersticken. Nachts zerfließt er in heftigen, erschöpfenden Schweißen. Die Arznei wird mit viel Geduld und vorsichtiger Dosierung zwischen Schicksal, Schöpfer und Seeküste vermitteln.

Lachesis D30
1 Gabe
täglich

hitzig, gestaut, erstickt: Wenn der Frühling seinen ersten warmen *Sonnenstrahl* schickt und die erste wohlriechende, *feuchte Wärme* verstreut, packt diesen kräftigen Menschen eine gewaltige *Stauung*. Erst wenn seine Säfte *fließen*, als Schweiß, Tränen, Nasenfluss oder Auswurf, fühlt er sich *wohler*. Die *Nacht* wirkt diesem Fluss entgegen. Kaum dass er in den Schlaf hinabsinkt, schreckt er mit *würgendem Gefühl im Hals* auf und droht durch einen hartnäckigen Reizhusten zu ersticken. Nichts darf ihn am Hals berühren, sonst *hustet* er *sich blau* und vergeht tatsächlich. Das geht so die Nacht hindurch. Gegen *Morgen* erwacht er mit entsetzlich *pulsierenden, linksseitigen Kopfschmerzen*, die *bis zur Nase runter* ziehen; mit lichtscheuen Augen und einem heftigen Niesen. Mit Lachesis kommt der Nasenfluss endlich in Gang. Jetzt darf er sich aber kein Mittagsschläfchen erlauben. Denn auch danach, wie kurz auch immer, wiederholen sich Kopfschmerz, Erstickungsgefühl und Niesen.

Sarsaparilla D6
3 x 1 Gabe
täglich

an schönen, klaren Tagen: Wenn das Frühjahr von *schönen, trockenen* Tagen gekrönt wird, was seltener zu werden scheint, dann fällt uns ein abgemagerter Heuschnupfen-Mensch ins Auge. Eine *Abmagerung* (auch bei Kindern!), die nur derjenigen von *Jodum-* und *Natrium muriaticum*-Kranken gleichwertig ähnelt. Er jedoch ist *durstlos*, was allein schon genügt, um ihn von den beiden anderen zu unterscheiden. Seine Schmerzen verzagen und verschließen ihn, machen ihn übellaunig, überempfindlich und leicht beleidigt. Trotzdem ist er ein innerlich *hitziger*, äußerlich *schwitziger*, aber auch leicht *frostiger* Mensch mit *fleckiger Röte* im Gesicht. Je stärker seine innere Hitze, je wärmer Essen und Getränke, desto schlimmer werden alle seine Beschwerden, außer dem äußerlichen Frostgefühl. Dagegen *mag er die äußere Hitze*, mit *kaltem* Essen und Trinken serviert. Die Eigenarten des Heuschnupfens sind von geringster Bedeutung, außer dass er fließend oder dick-schleimig mit rauem Kehlkopf-Kitzelhusten erscheinen kann. Ebenso wie seine verschiedenen Hautausschläge hier und da mit tiefen *Schrunden* an den Seiten der *Finger* und *Zehen*, vor allem aber das *Rheuma* und die *Nierengicht*. Wird es dann feuchter oder regnet es gar, oder gesteht er sich rechtzeitig Sarsaparilla zu, so atmet er erleichtert auf. Früher hätten wir sagen können: „Ein typischer Sommerrheumatiker!" Heute ist das Wetter so unvoraussagbar veränderlich, dass solche Aussagen genauer beschrieben werden müssen.

Zusammenfassung

epidemisch

Arsenicum album D30 je kühler und nasskalter das Wetter	1x täglich
Gelsemium D30 je wärmer und feuchter das Wetter	1x täglich
Sabadilla D6 je kühler und frischer die Luft	3x täglich
Jodum D12 je heißer und schwüler das Wetter	2x täglich
Lachesis D30 beim ersten warmen Sonnenstrahl, Kopfschmerz, Halsenge	1x täglich
Sarsaparilla D6 besonders an schönen, trockenen Tagen	3x täglich

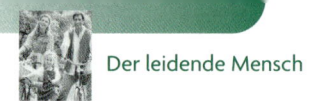
Spätzündung im August

Wenn Sie nicht spätestens im Frühjahr der Homöopathie begegnet sind, wird sie gelegentlich erst zur Heuernte im August ihre Besänftigung entfalten können. Falls Sie nicht gerade die Sommerferien in günstigeren Klimagefilden genießen. Das Meer ist nicht immer die allein selig machende Ferienlösung. Für manchen unterbricht die Höhe der Berge oder die Kühle des Nordens den jährlichen Teufelskreis. Schauen wir uns mal die Daheimgebliebenen an, die doppelt leiden, schon wieder schnupfen oder erstmalig so spät im Jahr allergisch zünden.

Allium cepa D3

1 Gabe
stündlich zu je
20 Kügelchen

milde Tränen, wunde Nase: Kennen Sie das? Aufsteigende *klopfende Hitze* im Gesicht, *bitzelnde*, lichtscheue Augen mit *mildem* Weinen, reichlichem *wässrigem, ätzendem* Schnupfen mit scharfem Kribbeln in der Nase, das zu dauerndem, heftigem Niesen zwingt. Sie öffnen das Fenster, stellen sich in den frischen Luftzug und der Spuk verschwindet. So geschieht es beim häuslichen *Zwiebelschneiden* und beim Heuschnupfen. Meist denken wir zu spät daran, uns rechtzeitig an einer Arznei zu laben. Also ist er bereits in den *Hals* hinab gekrochen. Dort löst das Kitzeln oder das Einatmen kalter Luft einen bellenden, *berstenden* Kehlkopfhusten aus, der so schmerzt, dass Sie sich stützend *an den Hals greifen*. Die andere zittrige Hand greift rasch nach Allium cepa und nach einem lindernden, warmen Schluck Tee. Mehr Angebot an Wärme als warme Wohnung oder abendliche Bettwärme lehnen sie ab und neigen sich erleichtert der frischen Luft zu.

Gelsemium D30

1 Gabe
täglich

Einbruch schwüler Tage: Zu ihm passt das Gesicht eines heißen, dunkelrot gedunsenen Menschen mit krampfendem, pulsierendem *Nackenkopfweh*, das wie ein festes *Band* bis zur *Stirn* zieht. Der plötzliche *Einbruch warmer Tage* in bisher kühler Wetterlage oder beständiges *feuchtes, schwüles, föhniges* Wetter wie vor Gewittern lähmen seine Energien. Teilnahmslos, *müde, matt, schlaff* und dennoch innerlich *zittrig*, will er in Ruhe und allein gelassen werden. Mit diesem Gebaren beginnen alle seine Beschwerden. Sein Kopf, gefüllt mit Blut und Schmerzen, *fiebert hitzig ohne Durst*, und doch schüttelt ihn ein *wellen-*

artig den Rücken rauf und runter schleichender *Frost*. Rasch heizen wir das Zimmer auf und stecken ihn mit Gelsemium unters Heizkissen. Denn schon bald beginnen die *Flimmer sehenden* Augen rot anzuschwellen, die Nase zu kribbeln, der Schnupfen zu fließen: dünn, scharf, wund machend, *morgens* und *draußen* von heftigen Niesanfällen gefördert. Wenn der Rachen wund, trocken kribbelig und heiser werden sollte, so sind auch die Lippen trocken, aufgesprungen und die *Oberlippe geschwollen*. Je nachdem, wie das Wetter seine Launen verstreut. Kurz nach Einnahme der Arznei setzt eine erlösende *Harnflut* ein. Jetzt dürfen sie Hoffnung schüren. Die Heilung ist zugange.

Dulcamara D30 1 Gabe täglich	**Unterkühlung an warmen Tagen:** Bei *warmer, trockener Witterung* begegnen wir einem rundlichen, schwer beweglichen, *wassersüchtigen* Menschen, den das Frühjahr und der Spätsommer zu besonderer Vorsicht vor *Unterkühlung* oder *Durchnässen* zwingen. Die Erfahrung hat ihn gelehrt, dass die *Tage* zwar angenehm *warm* sein können, aber die *Abende* noch oder schon wieder verdammt *kühl*. Dann verkühlt er sich nämlich alles, was an ihm schwach ist: die Atemwege, die Blase, den Darm oder die Gelenke. Nicht immer hat er Dulcamara griffbereit in seiner Tasche. So tritt selbst *Heuasthma* rasch hinzu, das, sobald es sich bessert, einem Hautausschlag oder Rheuma oder Durchfall die Hand reicht. Seien Sie auf der Hut bei Kühle, kalter und warmer Feuchtigkeit und bei raschem Wetterwechsel von warm zu kalt! Wollene, langgliedrige Unterwäsche stört weder Sie noch den Nachbarn.
Naja D30 1 Gabe täglich	**mit Herzbeschwerden:** Im Frühjahr mag dieser Mensch eventuell einen Heuschnupfen austoben mit allen *Schlangen*-üblichen lokalen Erscheinungen und verschlimmernden Umständen wie *nach dem Erwachen*, durch *Schlaf, morgens* und durch *Beengung*. Aber im August nimmt ihn ein *Heuasthma* in Beschlag, das ihn die *ganze Nacht* mit *erwürgendem* Reizhusten wach hält und spätestens morgens zum Einnehmen von Naja (Gift der Brillenschlange) zwingt. Im Unterschied zum *Lachesis*-Bedürftigen (Gift der Buschmeisterschlange) werden seine Beschwerden immer wieder von Herzsensationen wie Flattern, Stolpern, sichtbarem, hörbarem, unregelmäßigem oder schwachem

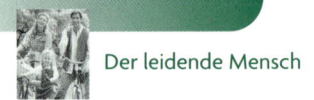

Herzschlag begleitet. Das bewirkt ein ständiges Hüsteln und Räuspern, ein „Herzhüsteln", was wohlweislich von seinem Erstickungshusten zu unterscheiden ist. Auffallend dabei ist, dass er gern auf seiner *linken*, beschwerten *Seite liegt* und eher nach *Wärme* verlangt. Das unterscheidet sein Verlangen eindeutig von besagtem Buschmeister. Sein allgemeines Verhalten weicht insoweit von jenem ab, als er – wie die Brillenschlange selbst – sich weniger angriffslustig gibt. Der *Lachesis*-Mensch verfolgt seine Bedroher!

Zusammenfassung

Spätzündung im August

Allium cepa D3 — stündlich 20 Kügelchen
Tränen mild, Nase fließt drinnen wund
machend

Gelsemium D30 — 1x täglich
Einbruch warmer, schwüler, föhniger Tage;
Nase fließt morgens und drinnen

Dulcamara D30 — 1x täglich
Wetterwechsel zu feucht, kühle Abende;
Nase stockt drinnen

Naja D30 — 1x täglich
Heuasthma mit Herzbeschwerden; verlangt Wärme

Wie äußern sich die Beschwerden?

Ohne Fluss aus Augen und Nase

Wenn wir in unserem Forschungsdrang nach der rechten Arznei die Person beiseite lassen, sind wir gezwungen, uns mit den *Modalitäten* (→ *Einleitung*) auseinander zu setzen. Das ist ein Großteil unseres Handwerkzeugs auf dem Wege zur Kunst des Heilens. Jetzt gilt es, selbst bei dumpfem Kopf, bei juckenden, tränenden Augen, bei laufender, wunder Nase in uns hineinzuschauen, in uns hineinzuhorchen auf die Art der Einflüsse, die unsere Beschwerden verändern. Verbessern oder verschlimmern. Bald werden Sie merken, dass diese Art von Selbstbeschau eine einfache Möglichkeit ist, sich zu begegnen. Sie tun nämlich nichts anderes, als dabei Ihre Eigenarten kennen zu lernen. Oder Sie benutzen die Ihrer Nächsten oder jene, denen Sie helfen möchten, als Spiegel Ihrer eigenen. Wenn also die Augen, die Nase brennen und jucken und keine Träne sich aus den Augen oder über die Nase ergießt, so ist eben alles „trocken". Wenn Sie dann rausgehen und die Nase fließt, so sind das Auffälligkeiten (Modalitäten), die nur Ihnen eigen sind. Deshalb müssen Sie dieselben gut notieren, um eine Arznei für sich zu finden. Vermeiden Sie logische Folgerungen wie „weil draußen halt die Pollen fliegen". Stellen Sie nur fest – durch Beobachten und Wahrnehmen – und ordnen Sie das Ergebnis den entsprechenden Tabellen, Rubriken oder Kapiteln zu. Solches Vorgehen sichert Ihre Arzneifindung. Beobachtung ohne logisches Denken ist uns eingeboren, ist tief in uns verwurzelt und bedarf keiner sonderlichen intellektuellen Vorgabe. Sie muss nur wieder aktiviert werden. Das ist der Lernprozess. Um aber für die Arzneiwahl wesentlich zu sein, müssen die *Modalitäten* alle Fasern unseres Leidens *tiefgreifend* verändern. Schmerzlich oder erfrischend. Dabei lernen wir, die Dinge so anzunehmen, wie sie für uns und für den anderen nun mal sind. Für heute zumindest. Die Homöopathie wäre keine Heilkunst, wenn die Gegebenheiten ewig so blieben, wie sie sich derzeit offenbaren.

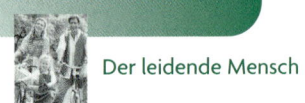
Aconitum D30
1 Gabe
bei Bedarf

im ersten Beginn: Wen treibt es im Frühjahr nicht unwillkürlich nach draußen? Selbst noch kühle Tage, kalter Wind oder *Sturm* halten uns nicht davon ab. *Hut*, Mütze oder Schal vergessen wir leicht. Nur endlich draußen sein. Wieder zu Hause, überfällt uns eine unerklärliche *Unruhe*, ein Getriebensein, eine *Ängstlichkeit*, die nach *Bewegung* verlangt, und rasch im heftigen Frösteln erstickt. Dabei ist die Heuschnupfen-Nase *heiß*, dick *geschwollen*, *verstopft* und *ohne* Ausfluss. Die Verstopfung wechselt zunächst von einer zu anderen Seite, während sie kitzelt, brennt und durch Niesen nicht geöffnet wird. Auch die Stirn ist wie verstopft und schmerzt mit klopfendem Pulsschlag. Nur frische Luft und Aconitum begnadigen die Hitze und sorgen für allgemeine Linderung. Ausschließlich zu Beginn der Erscheinungen ist diese Arznei wertvoll, bevor der Frost in die übliche Wärme und in einen erholsamen Schlaf übergehen. Wiederholen Sie die Gabe nicht, wenn die erste Gabe das Übel nicht schon in seinen Anfängen abwendet.

Sinapis nigra D4
3 x 1 Gabe
täglich

nur tagsüber: Die wunden, tränenreichen Augen in seinem trockenen, roten, eingefallenen Gesicht fallen nicht so sehr auf wie die Tatsache, dass er seine *Lider schwer offen halten* kann. Stechen in den Augen und Druck auf den Lidern von oben her zwingen ihn, sie zu schließen. Das erleichtert. Die Nase ist zwar heiß, empfindlich geschwollen, juckt, *beißt* bis hoch zu den Augen, aber kein Tropfen Sekret fließt aus ihr heraus. Sollte sich mal ein bisschen spärlicher, wund machender Ausfluss kundtun, dann trocknet er *nachmittags* und abends gegen *19 bis 21* Uhr völlig ein. Zu diesen Zeiten muss dieser Leidende auch vermehrt niesen. *Schweiß* perlt auf der *Stirn* und *Oberlippe*, seine Kopfhaut ist heiß und juckt, sein Atem *riecht* offensiv *nach Zwiebeln*. Das sind genügend Eigenarten, um ihnen mit Sinapis nigra zu entsprechen. Denn manchmal steigt die Reizung mit einem *kalt empfundenen* Schleim im hinteren Nasenraum in seinen trockenen Rachen hinab. Der brennt dann wie wund und löst, wieder nachmittags und abends, beim *Lachen*, falls ihm danach ist, und in *kalter Luft* einen heiseren *Hackhusten* aus. Noch tiefer kratzt die raue Luftröhre, und wir hören gelegentlich eine asthmatische Atmung mit schmerzender Rauheit an der Lungenbasis. Zum Glück verschwindet der Husten *beim Niederlegen*. Und für den Rest der *Nacht* hat er seine *Ruhe*. Die Arznei wird auch den Tageskampf entwaffnen.

Histaminum hydrochloricum D6

3 x 1 Gabe

täglich

schmerzhaft trocken: Die Allergisierung des Menschen erfolgt nach der frühkindlichen Unterdrückung (mit Salben oder Kortison) eines Hautausschlages. Wer kennt nicht zum Beispiel den Windelausschlag der Säuglinge. Wie leichtfertig wird dabei geschmiert, wo doch etwas über die Haut heraus will! So wird unser Abwehrsystem schon frühzeitig „umgestimmt" und anfällig für allerlei Allergien. Deshalb finden wir in jeder Heuschnupfen-Krankengeschichte einen Ausschlag. Das *Histamin* ist dann vermehrter Bestandteil des Körpers. Als Teil des Bienengiftes ist uns seine Auswirkung beim Stich bekannt. Trockene Hitze, Röte, Jucken, Brennen und Schwellungen wie bei der *Nesselsucht*. Letztere erscheinen bei Allergikern bereits *durch simples Kratzen* auf der gesunden Haut. Die Eigenarten der Histaminwirkung und die Erscheinungen des Menschen, der ihrer als Histaminum hydrochloricum bedarf, ziehen sich durch alle Schleimhäute. Sie verschlimmern sich durch *Luftzug*, in der *Wärme* und suchen die lindernde Kühle frischen Wassers oder frischer Luft auf. Sein Gesicht ist *krebsrot* wie beim Sonnenbrand; seine Augen schmerzen, als würde ein *Nagel* eingetrieben; die schmerzhaft trockene Nase ist meist einseitig verstopft; die *Nasenlöcher* fühlen sich an, *als seien sie weit geöffnet*; schon geringer Staub in der Luft und Luftzug zwingen zum Niesen; im Rachen sitzt das Gefühl einer schluckempfindlichen *Kugel*, Hals und Brust sind beim Asthma wie mit einer Binde zusammengeschnürt. Solche Empfindungen sind sehr wertvoll und bestimmen die erquickliche Arznei.

Arundo D6

3 x 1 Gabe

täglich

alles juckt: Eine bewährte kleine Arznei für jenen ausflusslosen Heuschnupfen, der mit einem höchst unangenehm brennenden *Juckreiz der Gaumenhöhle* beginnt. Geben oder nehmen Sie Arundo möglichst bald. Denn wenig später jucken bereits die Bindehäute der Augen, der Gehörgang und Ihre *Nasenlöcher*. Ihr Geruch geht verloren. Atemnot und Husten mit *bläulichem Schleim* können sich zugesellen. In Ihrer Vorgeschichte finden wir sicherlich *Ekzeme hinter dem Ohr* und *Schrunden* an den *Fingern* und *Fersen*.

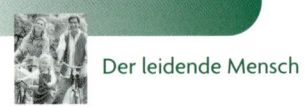
ohne Fluss aus Augen und Nase

Aconitum D30 Augen und Nase dick, heiß, geschwollen; fröstelt, unruhig	bei Bedarf
Sinapis nigra D4 Nase heiß, geschwollen; nachmittags und abends	3x täglich
Histaminum hydrochloricum D6 Augen und Nase schmerzhaft trocken, heiß; Nasenlöcher wie weit geöffnet	3x täglich
Arundo D6 vordere Nasenlöcher, äußerer Gehörgang und Gaumen jucken heftig	3x täglich

Stockender Nasenfluss

„Das ist ja immer wieder dasselbe!" höre ich einige unter Ihnen mit einem tiefen Seufzer diesen Ratgeber beiseite legen. So ganz Unrecht haben Sie nicht. Denn bei oberflächlicher Betrachtung ähneln sich fast alle Erscheinungen. Jucken, Brennen, Tränen der Augen, desgleichen der wunden Nase, Kitzel im Rachen bis hinunter zum Ende des Brustbeins, wunder, rauer, heiserer Kehlkopfhusten. Wir begegnen Abweichungen vom einen oder anderen Symptom, aber selten sind diese so auffällig, dass sie unsere Arzneiwahl beeinflussen, geschweige denn entscheiden könnten. Trotzdem beschreibe ich sie Ihnen, um der Gesamtheit des Bildes genüge zu tun. Unsere letztliche Entscheidung aber wird nur durch die Eigenarten des Bildes der Arznei und des Menschen geleitet, durch etwas Einmaliges, Auffälliges, Sonderbares oder Widersprüchliches.

Luffa D6

3 x 1 Gabe

täglich

immer verstopft: Bewährt hat sich die erste Arznei bei *akut verstopfter, trockener* Nase, wenn die *Nebenhöhlen* beteiligt sind. Deshalb der *Stirnkopfschmerz*, der lästig müde, teilnahmslos und lustlos macht, je länger er anhält. Morgens kann ein bisschen klarer, weißer Schnupfen laufen, aber die Nase verstopft bald wieder, besonders in warmer, trockener Zimmerluft, wird aber mit Luffa und frischer Luft rasch geöffnet. Geniest wird selten, weder drinnen noch draußen.

Nux vomica D30

1 Gabe

täglich

nachts verstopft: Wenn Ihnen der *geringste Luftzug* oder *Kälte* irgendwo über *entblößte* Haut streicht und sie darauf heftig niesen müssen, dann sind Sie ein überaus *verfrorener* Mensch! Sie sollten sich demnach vor den auslösenden Übeln schützen. Aber Ihr *Verlangen nach frischer Luft* ist unersättlich. Überall reißen Sie Fenster und Türen auf, denn Ihre Nase ist Ihr eigentliches Heuschnupfendilemma. Sehr trocken, verstopft, mal dieses, mal jenes Nasenloch. Nachts stört Sie die Verstopfung so sehr, dass Sie kaum zum Atmen kommen, immer wieder aufwachen und missmutig schimpfen. Zumindest so lange, bis Sie sich Nux vomica gönnen. Darüber werden sich auch Ihr „verkaterter Kopf" und Ihre beständigen *Magenbeschwerden* freuen. Denn sie sind die klebrigen, treuen Partner Ihres alltäglichen *Durcheinanders*. Jetzt legen Sie sich entspannt nieder, öffnen die Kleider in Ihrer Gürtellinie und werden die erste Nacht fast durchschlafen.

Kalium jodatum D4

3 x 1 Gabe

täglich

Nasenwurzel drückt: Sollte Ihre Nase draußen wund, brennend, ja ätzend, aber erleichternd fließen, dann ist anzunehmen, dass sie drinnen verstopft ist. Leider sind die Angaben noch zu allgemeiner Natur, als dass sie für eine Arzneiwahl ausreichten. Erst die Individualität der Arznei wie des Menschen fällt endgültig die Würfel. Das heißt, wenn zusätzlich *beim Bücken, im Warmen* und *ab 3 Uhr* Ihre *Nasenwurzel* punktförmig *drückend* schmerzt, dann wird Sie Kalium jodatum wieder aufrichten. Sehen Sie, was die Arznei Ihnen erspart: Absteigen der Allergie in den Brustraum, die tief drinnen, vom beißenden Brustbein bis zum Rücken, mit stechenden Schmerzen belegt. Beim Gehen ganz besonders. Ein hartnäckiger *Husten* wäre *von 3 bis 5 Uhr* zu hören, Sie deckten sich ab, es triebe Sie aus dem Bett, um frische Luft zu schnappen. Alles verschlimmert sich nicht nur in Wärme, sondern auch in *feuchter Kälte*. Milde Zonen dürften neben der Arznei Ihr Milieu gewiss behaglicher gestalten.

Sticta D6

3 x 1 Gabe

täglich

schnäuzt sich erfolglos: Mit Schmerzen an der *Nasenwurzel* sind einige Menschen geplagt. Aber nur bei wenigen sind sie die Hauptbeschwerden. Bei diesem ist das dort festsitzende, drückende, schmerzende *Völlegefühl* der Auslöser seiner Eigenarten. Sein Heuschnupfen beginnt mit einem derartigen Schmerz, breitet sich in die Stirn aus und beschlägt das Gesicht rot, heiß und feucht. Ein *trockener,* allergischer Katarrh der Luftwege bei *plötzlichem, extremem Temperaturwechsel.* Dieser Beginn ist gleichzeitig seine Erkennungsmarke für Sticta, genauso wie die angebliche Völle an der Nasenwurzel, die ihn *zum ständigen Schnäuzen zwingt,* das aber *unbefriedigt* bleibt. Auch das unaufhörliche Niesen öffnet die Stirnhöhle nicht. Nur ein bisschen Naselaufen würde den Druck verringern, aber die wenigen Sekrete trocknen rasch in schwer zu entfernende Krusten aus. Die Arznei wird mit voraussagbarer Sicherheit die Verkrustung vermeiden, ebenso wie den alsbaldigen Abstieg der Krankheit in die Bronchien.

Marum verum D6
3 x 1 Gabe
täglich

niest erfolglos: Erst kribbelt es in der Nase, dann verstopft sie sich *vorn* wie hinten und produziert in ihren *Löchern* ein *Völlegefühl.* Echte und eingebildete Verstopfung lassen sich weder durch häufiges Niesen noch Schnäuzen beeinflussen. Bei genauerer Betrachtung sind sicherlich Nasen- und Rachenpolypen auffindbar, wenn dieser blasse, kalte, feuchte und reizbare Mensch vom Heuschnupfen und Heuasthma ereilt wird. Nur die frische Luft, die nicht *feucht, nasskalt* und *neblig* sein darf, und Marum verum lassen die Nase wässrig fließen. Bevor es in seinem Hals kitzelt, als habe er Staub eingeatmet, was ihn zum unüberhörbaren Räuspern zwänge. Läge er sich nieder, überfiele ihn ein nicht zu unterdrückender, trockener *Reizhusten,* der sich obendrein *durch Husten* noch *verschlimmerte.* – Eine bewährte Arznei für unsere „Polypen-Kinder", die sich jeden Herbst erkälten.

Arum triphyllum D6
3 x 1 Gabe
täglich

wie rohes Fleisch: Sein Heuschnupfen ist durchweg wund machend, *stechend, schrundig* und *blutversetzt.* Das Einmalige dabei ist das Aussehen der betroffenen Teile: Augen, Nase, Lippen und Mundhöhle sind *rot* und *blutig* wie ein *Stück rohes Fleisch!* Und in der *Nasenwurzel* sitzt ein unerträgliches *Bohren!* Seine Nase ist drinnen, draußen und nachts so verstopft, dass er mit geöffnetem Mund atmen muss. Nasenlöcher, Mundwinkel und Lippen sind rissig, der Gaumen aufgeraut. Trotz heftiger Schmerzen ist er so nervös, dass er *beständig in der Nase bohrt,* an den Nasenflügeln reibt, mit den Zähnen die *Lippenhaut abzupft* und sich bei jedem erstickenden, reichlich zäh schleimigen, blutstreifigen Hustenstoß mit beiden Händen *an den Hals fasst*. Gurgeln, Arum triphyllum und Befreiung in frischer Luft, die nicht nasskalt, nicht nordwestwindig oder stürmisch noch gewittrig sein sollte, beruhigen seine Schmerzen und Nerven.

Sulfur D12

2 x 1 Gabe

täglich

alles brennt: Wenn Ihr Heuschnupfen die Schleimhäute vom Frühjahr bis zum Herbst belegt, wird er leicht chronisch und verstopft die Nase. Aber nicht nur das, sondern *überall brennt* es, und Ihre *Körperöffnungen* sind von *hitziger Röte* gebrandmarkt: die lichtscheuen Augen mit brennenden, scharfen Tränen; die wunde Nase mit brennendem, scharfem Wasser; der brennende, wunde, trockene Rachen mit heiserer Stimme und Räusperzwang. Man hat den Eindruck, dass Ihre „Gifte" irgendwie nicht nach draußen gelangen. Infolge des Hitzestaus *ersticken* Sie *in warmen Räumen, nachts, in der Bettwärme, morgens, bei feuchtem, warmem Wetter*. Überall reißen Sie Türen und Fenster auf. Zum Leidwesen Ihrer Umwelt: selbst im kühlen Winter.

Zusammenfassung

stockender Nasenfluss

Luffa D6 drinnen; in der Wärme, akut, trocken	3x täglich
Nux vomica D30 drinnen; Tränen und Niesen im Freien	1x täglich
Kalium jodatum D4 drinnen; wunde Nase läuft draußen	3x täglich
Sticta D6 Völlegefühl in der Nasenwurzel; schnäuzt sich zwanghaft, erfolglos	3x täglich
Marum verum D6 drinnen; vorn und hinten, unbeeinflusst durch Niesen und Schnäuzen	3x täglich
Arum triphyllum D6 drinnen und draußen; reichlich gelber, scharfer Nasen- und Tränenfluss	3x täglich
Sulfur D12 besonders morgens und drinnen; Nase wund, dick, brennt, geschwürig	2x täglich

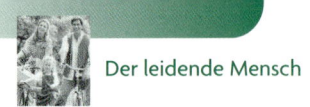

Sie gieren nach Sulfur, nach frischer Luft, aber auch nach *warmem, trockenem Wetter*. Die Arznei reinigt Sie gesetzmäßig von oben bis unten und von innen nach außen.

Fließende Nase

Wenn beim allergischen Geschehen noch etwas fließen kann, so haben wir eine Chance, mittels der Arznei in den Rückzug eines Lebensprozesses einzugreifen. Denn Fluss und Fließen zeigen Bewegung, und Bewegung ist das lebensbejahende Elixier.

Allium cepa D3
3 x 1 Gabe
täglich zu je 20 Kügelchen

Nase wund, Augen mild: Der allergische Fluss der ersten beiden Leidenden ist sehr gut voneinander zu unterscheiden. Dem einen rinnt das Wasser aus den *Augen mild* und aus der *Nase wund machend*. Das ist eine eindeutige Anzeige für die Anwendung von Allium cepa. Nicht nur beim Heuschnupfen, sondern bei jedem Fließschnupfen, der mit diesen *schräg gedruckten* Bedingungen beginnt.

Euphrasia D12
2 x 1 Gabe
täglich

Nase mild, Augen wund: Dem anderen schwimmen die Augen in *brennenden Tränen*, wogegen sein *Nasenfluss mild* bleibt. Das ist noch eindeutiger als zuvor und lässt uns Euphrasia für ihn auswählen. Besonders wenn er so lichtscheu ist, dass er beständig mit seinen Lidern *blinzeln* muss, um durch die überlaufenden Tränen hindurch wenigstens ein bisschen was von seiner Umwelt zu erblicken.

Arsenicum album D30
1 Gabe
täglich

alles brennt, Wärme lindert: Bei diesem wird es schon komplizierter. Wenn wir jedoch auf die Hauptmerkmale, die Brandmarken, achten, auf das, was hier schrägt gedruckt ist, werden wir keinen Schwierigkeiten begegnen. Auch dann nicht, wenn wir die hinter den Störungen stehende Person nicht oder nicht allzu gut kennen. Alles *brennt* an und in ihm, und das Feuer lässt sich mit *Wärme in jeder Form* und mit Arsenicum album lindern: in den lichtscheuen, wunden, tränenüberfluteten Augen mit *wässrig* geschwollenen *Lidern*, als seien sie *mit Luft aufgeblasen*. In der *draußen* wässrig *fließenden*, wunden Nase mit heftigem, vereinzeltem, *nicht erleichterndem Niesen*. Drinnen stockt der Nasenfluss mit einem dumpfen, klopfenden

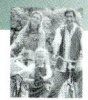

Stirnkopfschmerz. Die *Nächte* sind noch unerträglicher. Besonders wenn er durch *feuchte Kälte* Asthma bekommt. Dann erschrickt ihn die Atemnot mit schwierigster Ausatmung gleich nach *Mitternacht bis gegen 3 Uhr* mit *Angst* zu ersticken, mit großer *Unruhe*, mit Wundsein, anhaltenden Stichen in der oberen rechten Brust, mit Schwäche, *eiskaltem Schweiß* überall und brennendem Durst nach heißen Getränken, aber kaum, dass er davon etwas trinkt. Ein durchdringendes *Frösteln* verlangt nach Umhüllung mit warmen Decken, außer am Kopf. Da bräuchte er frische Luft. Er schreit still nach Erlösung, aber der entgegengebrachte Trost erregt einen erstickenden Hustenanfall. Die sorgfältig ausgesuchte Arznei wird ihn begnadigen.

Natrium muriaticum D30
1 Gabe
täglich

schaumiger Fluss: Eigentlich sind seine Schleimhäute so trocken wie seine *Reibeisenhaut*, seine *Stuhlverstopfung* und sein verstopftes Gemüt. Im Frühjahr aber kämpft er mit dem Heuschnupfen in ähnlicher Weise wie mit seinem Leben. Sobald er es wagt, seinem Gefängnis zu entrinnen, um der Natur entgegenzugehen, beginnt er zu weinen. Den tränenden, lichtscheuen, schleiersehenden Augen folgt bald ein klarer, wässriger, *schaumiger* Schnupfen. *Morgens* kaum erwacht, erschüttert ein *ununterbrochenes, krampfhaftes Niesen* sein Zuhause und die Nachbarn. Er greift zu Natrium muriaticum und öffnet das Fenster, damit Arznei und *frische Luft* seinen Nasenfluss wieder in Gang setzen. Oder er wäscht sein Gesicht kalt ab. Sonst wiederholt sich das Ganze um *10 bis 11 Uhr* herum, in der *Sonne*, in der *Hitze* bis hin zum *Herbst* und geschieht gleichermaßen, wenn er von einem warmen, feuchten, lebendigen Menschen tröstend berührt wird.

Jodum D12
2 x 1 Gabe
täglich

alles brennt, Kälte lindert: Alles *brennt, stockt drinnen, morgens* und in *Wärme jeglicher Art*. Nur *draußen* fließt alles heftig *ätzend*, aber *erleichternd*: rote Augen und gerötete Nase. Unaufhörlich *niest er drinnen* im Zimmer. Der Rachen ist wund, heiser, verschleimt, sodass er sich trotz schmerzlichen Wundseins ständig *räuspert*. Steigt das Elend noch tiefer in die Bronchien, so hören wir ein asthmatisches, sägendes Keuchen mit einem trockenen Bellhusten, der so ähnlich schmerzt, als rühre einer in einer Wunde. Die Atmung unterstützend, greift er sich an den Hals. Aber irgend etwas fehlt uns noch, bevor wir mit Gewissheit Jodum für ihn aussuchen. Es ist sein Verhalten, seine Erscheinung, die seine Allergiezeichen begleiten und ihn einmalig machen. Er ist nämlich ein *abgemagerter Dauerfutterer,* obwohl er ständig am Kauen ist. Kaut er mal nicht, geht es ihm gleich schlechter. Ausschließlich *während des Essens* fühlt er sich *wohl.* Dazwischen empfindet er nur Hitze. Schon die *geringste Wärme* erregt ihn ängstlich. Trotzdem schaut er *blass* drein, und seine Glieder sind *kalt* und *bläulich* wie „Froschhände". Ob die Arznei vielleicht in erster Linie seine Misstemperatur aus dem Verbrennungsofen *Schilddrüse* regulieren wird?

Badiaga D6
3 x 1 Gabe
täglich

alles wund, Wärme lindert: Dieser Heuschnupfen ähnelt dem vorigen wie eine Nase der anderen: *Plötzlich* fließender, brennender Schnupfen, eher linksseitig, mit Niesen. Allerdings unterscheidet er sich dadurch, dass er sich *im warmen Zimmer* beruhigt. Rasch noch

Zusammenfassung

fließende Nase

Allium cepa D3	3x täglich 20 Kügelchen
drinnen; wunde Nase, milde Tränen; Augenwinkel bitzeln	
Euphrasia D12	2x täglich
Augen schwimmen in brennenden Tränen, lichtscheu, blinzelt sich die Sicht frei, milder Nasenfluss	
Arsenicum album D30	1x täglich
draußen; brennende Nase, brennende Tränen; Wärme lindert	
Natrium muriaticum D30	1x täglich
wässrig, durchsichtig, schaumig; Erkältungsbläschen an Nase und Lippen	
Jodum D12	2x täglich
im Frühjahr, im Herbst; alles brennt, vor allem drinnen; Kälte lindert	
Badiaga D6	3x täglich
plötzlich; wund machende Tränen; Wundgefühl der berührungsempfindlichen Haut; Wärme lindert	

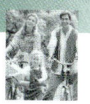

Badiaga gegeben, bevor – wie oben – eine asthmatische Atmung mit einem erwürgenden Husten einsetzt, wobei dicker, gelber Schleim *aus dem Mund fliegt!* Besonders stark am Nachmittag um *15 Uhr* herum. Der Atem ist dann heiß und wird mit großen Mengen Wasser gekühlt. Auffallend sind dabei die Missempfindungen der *Haut*: wie *wund* und *höchst berührungsempfindlich.* So wie der ganze Kerl.

Heuschnupfen besser draußen

Eine solche Aussage ist schon ungewöhnlicher als manche anderen. Die meisten Leidenden meiden das Draußen wegen der Wetterlage, wegen der Pollen oder wegen allgemeiner Verschlimmerung. Hier treffen wir jedoch solche an, deren fließende Schleimhäute drinnen stocken und sich draußen erleichternd lösen. Deswegen suchen sie, manche trotz Empfindlichkeit auf Kälte, die frische Luft auf. Denn der Fluss ist gewöhnlich ein erquicklicheres Zeichen als die Verstopfung. Das ist soweit logisch, aber für die „Pollenflugtheorie" wieder unlogisch. Aufgrund dessen ist die Gewichtung der Modalitäten ein weiterer Lernprozess, dem wir uns aussetzen müssen: Was logisch und allgemein gültig ist, hat nicht viel Bedeutung. So ähnlich, wie wir im Menschen nicht „die Krankheit" heilen, sondern das, was an ihm eigentlich krank ist und zu diesem Zustand führte.

Aconitum D30
1 Gabe
bei Bedarf

plötzlicher Beginn: Für alles, was mit schwunghafter *Plötzlichkeit* beginnt, ist diese Arznei die erste. Auch beim Heuschnupfen. Dabei ist die Nase aber *ohne Ausfluss.* Nur heftig *heiß*, dick *geschwollen, verstopft.* Die Verstopfung wechselt zunächst von einer zur anderen Seite, während die Nase kitzelt, brennt und von Niesen nicht geöffnet wird. Auch die Stirn ist wie verstopft und schmerzt mit *klopfendem* Pulsschlag. Ebenso plötzlich und gleichzeitig überfällt uns unerklärliche *Unruhe*, Getriebensein, *Ängstlichkeit*, die nach Bewegung verlangen, aber rasch im heftigen *Frösteln* ersticken. Noch begnadigen *frische Luft* und Aconitum die lokale Hitze und sorgen für allgemeine Linderung. Später, wenn der Frost anhält oder in die übliche Wärme übergeht, ist diese Arznei für uns wertlos geworden.

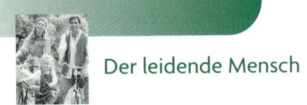

Allium cepa D3

1 Gabe
stündlich zu je
20 Kügelchen

milde Tränen, wunde Nase: Noch eine Ausnahme zu obiger Regel. Seine *fließende* Domäne ist nämlich *drinnen*. Draußen befreien sich die Augen von ihren reichlichen, *milden* Tränen und vom *scharfen* Sekret der Nase. Das ist einmalig, und es fällt uns leicht, ihn mit Allium cepa bis zu seiner Heilung zu füttern. Dazu reichen wir ihm einen warmen Schluck Tee. Aber mehr Angebot an *Wärme* verträgt er nicht.

Nux vomica D30

1 Gabe
täglich

beim geringsten Luftzug: Nun begegnen wir jenen, die sich mehr oder weniger der obigen Regel unterwerfen: allgemein frostig, empfindlich auf Kälte, Verlangen nach Wärme. Es gilt also, das *besondere* Verlangen oder Verhalten klar herauszuarbeiten. Viele von Ihnen kennen das: Beim *kleinsten kühlen Luftzug* irgendwo am Körper, beim Öffnen einer Tür oder eines Fensters, selbst beim Lüften der Bettdecke am Morgen fallen Sie in heftiges Niesen, das sich erst beruhigt, wenn sie die entblößte Körperstelle bedecken, außer am Kopf. So beginnen viele Katarrhe durch *Unterkühlung*. Wenn dann Ihre Nase trotzdem trocken, drinnen und nachts verstopft bleibt, störend kribbelt, dann sollten Sie sich bereits an Nux vomica laben, sodass Sie Ihren *Kopf* ermunternd *aus dem Fenster hängen* können, um Ihre *mürrisch* verdorbene Laune der frischen Luft zu übergeben. Ihr Leidensgenosse, der *Silicea*-Kranke, reagiert genauso auf Luftzug. Er wagt jedoch nicht das Fenster zu öffnen, sondern verschließt sich und seinen Kopf in einem dicken Schal.

Pulsatilla D30

1 Gabe
täglich

widersprüchlich: Sollten Sie zwar eher frösteln, aber die *Wärme* wegen auslösender Trägheit, Stauungen und Verstopfung *nicht vertragen*, dann ist das ein erfreulicher Hinweis auf Ihre *Widersprüchlichkeit*. Natürlich nur, wenn Sie krank sind. Sonst sind Sie der Liebreiz in Person. In der frischen Luft fließt dann alles wund machend. Sie niesen krampfhaft, riechen und schmecken nichts mehr, und Ihre Beine ermüden rasch. Bewegen Sie sich demnach gemächlich, legen Sie zwischendurch Pulsatilla auf die Zunge, und denken Sie nicht mehr darüber nach, warum Ihre Wehwehchen sich so *rasch verändern* wie Ihr Charakter. Jetzt geht es ja aufwärts. Eine tröstende Hand, ein tröstendes Wort, eine tröstende Arznei und schon ziehen die gelegentlich grauen Wolken an Ihnen vorbei.

Kalium jodatum D4

3 x 1 Gabe

täglich

nachts schlechter: Ihm geht es ähnlich: Er verträgt die *Wärme* nicht. Es darf draußen aber auch nicht *nass-* oder *feuchtkalt* sein, um seine verstopfte Nase mit dem drückenden Schmerz an der *Nasenwurzel* zu befreien. Nachts geht es ihm ganz besonders schlecht. Ab etwa *3 Uhr* drücken Nase und Stirnhöhle wie tagsüber *beim Bücken*. Das treibt ihn aus dem Bett, um sich mit Kalium jodatum am geöffneten Fenster Mut zuzusprechen. Denn er weiß von seinen Erkältungen her, dass die Bronchien bald zu stechen beginnen und ein hartnäckiger, asthmatischer Husten um diese Zeit bis *5 Uhr* ihn in Beschlag nehmen wird. Nicht oft genug darf ich betonen: die Arznei rechtzeitig eingenommen, verkürzt das Leid und verlängert unsere Freude.

Mercurius solubilis D30

1 Gabe

täglich

schmutzig grau belegte Zunge: Auch bei ihm darf das Wetter nicht *nass-* oder *feuchtkalt* sein, aber auch kein *Wetterwechsel* sich zusammenbrauen, um die heftig *bohrenden, roh brennenden* Schmerzen zu lindern: in den tränenreichen Augen mit ausgeprägter Lichtscheue vor künstlichem Licht und offenem Feuer; in der geschwollenen Nase mit dünn-schleimigem, scharfem, wund machendem, blutstreifigem Fließschnupfen; im wunden Mund und Rachen mit zähem *Speichelfluss* wie Seifenschmiere, mit einer *dick grau belegten, schlaffen, geschwollenen Zunge*, die an ihrem Rande *Zahneindrücke* aufweist, mit einem widerlich *stinkendem Geruch* aus dem Mund, der sich im ganzen Zimmer muffig auszubreiten pflegt und uns letztlich auf Mercurius solubilis verweist. Hier wie bei seinen Katarrhen erscheint bald ein trockener, schmerzhafter Husten, bei dem in der *unteren rechten Brust Stiche in den Rücken* schießen. Das heftige, häufige Niesen und Schnäuzen ist ebenso äußerst schmerzhaft. Die Nase kann nachts bluten, wobei das Blut noch in der Nase gerinnt und wie Eiszapfen aus den Nasenlöchern hervorlugt. Alles verschlimmert sich *nachts* und in der Bettwärme. Dabei brechen heftig *übel riechende Schweiße* aus, die aber – wie sonst üblich – *keine Erleichterung* der Beschwerden herbeiführen. – Erkältungen beginnen oft auf diese Weise bei eingangs erwähnten Wetterlagen. Nur dran denken und in den Mund gucken!

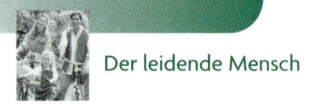
Mercurius jodatus flavus D30
1 Gabe
täglich

schmutzig gelb belegte Zunge: Wenn Sie gleiche Erscheinungen zeigen wie beim *Mercurius-solubilis*-Bedürftigen, Ihre *Zunge* aber hinten eher *schmutzig gelb* belegt ist und obendrein *asthmatische* Beschwerden Sie belasten, dann sollten Sie eher zu Mercurius jodatus flavus greifen. Bei solchem Zungenbelag ist diese Arznei einfach wirkungsvoller.

Acidum succinicum D12
2 x 1 Gabe
täglich

plötzlich verstopft und fließt: *Kälte, feuchtes Wetter* und *Zugluft* verschlimmern seinen Zustand. Trotzdem sehnt er sich nach der Frische des Draußen. Ihm geht es nämlich so ähnlich wie dem *Nux-vomica*-Kranken. Doch sein Heuschnupfen ist eben nur seiner und unterscheidet ihn: *Plötzlich* fließen Tränen und Schnupfen wässrig und wund machend. Später *verstopft* die Nase, *rinnt* aber *ununterbrochen*

Zusammenfassung

Heuschnupfen besser draußen

Aconitum D30 — bei Bedarf
trotz anfänglichem Frösteln, Augen und Nase trocken

Allium cepa D3 — stündlich 20 Kügelchen
trotz berstendem Husten beim Einatmen
kalter Luft; Nase draußen frei

Nux vomica D30 — 1x täglich
trotz Kälteabscheu; Nase fließt draußen frei;
drinnen nachts verstopft

Pulsatilla D30 — 1x täglich
trotz allgemeiner Frostigkeit; Nase stockt drinnen

Kalium jodatum D4 — 3x täglich
zwar kälteempfindlich, aber auch wärmeempfindlich;
Nase läuft draußen, drinnen verstopft

Mercurius solubilis D30 — 1x täglich
trotz Kälteempfindlichkeit; Nase läuft dünn, ätzend,
stinkend

Mercurius jodatus flavus D30 — 1x täglich
wie bei Mercurius solubilis, aber Zunge hinten
schmutzig gelb belegt

Acidum succinicum D12 — 2x täglich
trotz starkem Wärmebedürfnis; Nase läuft plötzlich,
wässrig, wund machend, später verstopft, aber rinnt weiter

weiter. Er hüstelt und räuspert sich fortlaufend, weil er im heiseren Rachen einen *Kloß* mit nicht abhustbarem Schleim verspürt. Wenn wir ihn deswegen aufziehen, betüpfeln *rote Flecke* sein blasses, eingefallenes Gesicht und lassen uns Acidum succinicum erahnen. Entscheidend ist jedoch der zugehörige Mensch, der schüchtern, gehemmt und ängstlich an seinen *Alltags-* und *Geschäftssorgen verzweifelt*. Besonders wenn wir sie erwähnen sollten. Er will *allein* sein und *keine tröstenden Worte* hören. Dabei verhält er sich eigensinnig, *kindisch*, hysterisch. Nichts kann man ihm recht machen. So wird er kalt und kälter und *friert ständig*. Wenigstens packt er sich warm ein. Das heißt, mit diesem Einhüllwunsch verflucht er widersprüchlich sein Alleinsein. Zum Glück für ihn!

Beachte:

> Jene Betroffenen, deren Leiden sich ebenso *draußen bessern* würde, die aber aus den verschiedensten Gründen nicht hinaus können, finden Rat in der Anwendertabelle unter „besser draußen, aber kann nicht raus".

Heuschnupfen besser drinnen

Hierunter vereinigen sich alle frierenden Menschen. Sie suchen das Draußen, die Sonne, die Wärme der frischen Luft nur in gesundem Zustand auf. Echte Stubenhocker? Ausnahmen bestätigen die Regel.

Arsenicum album D30
1 Gabe
täglich

alles brennt, liebt Wärme: Dieser ist ohnedies mit seinen Studien, seinen Sammlungen und seinem *ständigen Aufräumen* so beschäftigt, dass er nur umständehalber vor die Tür geht. Zur Schule, ins Büro, ins Geschäft, zum Einkaufen. Außerdem *friert er immer*. Nur im Sommer aalt er sich wie eine Katze wohlig in der Sonne. Falls er überhaupt mal ohne Schnupfen ist. Im *feuchtkalten* Frühling aber bahnt sich der Fluss seiner fließenden Nase, seiner tränenden Augen *wund machend* einen Weg über die Wangen, über die Oberlippe. Alle seine Schleimhäute *brennen* bis hinunter in die Bronchien, falls sich Asthma zugesellt. Aber nicht erwartungsgemäß die Kühle, sondern nur *Wärme in jeder Form*, ja sogar Hitze und Arsenicum album *besänftigen* sein Feuer. Die schlaflosen *Nächte* hingegen sind noch unerträglicher. Die Nase *verstopft* sich von *Mitternacht* bis etwa *3 Uhr* mit gelegentlich erstickendem Husten. Die Arznei wird die *Sterbensangst*, die unerträgliche *Unruhe*, den brennenden Durst nach heißen Getränken von ihm nehmen und ihn in einen erholsamen Schlaf wiegen.

Gelsemium D30
1 Gabe
täglich

beim Einbruch schwüler Tage: Alles beginnt beim plötzlichen *Einbruch warmer Tage* oder wenn sich das Wetter schon lange Zeit *feucht, schwül* oder *föhnig* dahinschleicht. Sein Kopf füllt sich mit Blut, *krampft, pulsiert im Nacken*, zieht wie ein festes *Band* zur *Stirn* und schwemmt sein Gesicht heiß und *dunkelrot* auf. Er *fiebert* geradezu. *Gleichzeitig* aber *fröstelt* es ihn im Rücken. So liegt er *apathisch, schlaff, zittrig* und *durstlos* in der wärmsten Ecke seines Zimmers und hat der Welt Adieu gesagt, bevor er sich Gelsemium gönnte. Bald wird er sich jedoch von seinem Bett erheben müssen, denn eine erlösende *Harnflut* kündigt den Heilprozess an.

Dulcamara D30
1 Gabe
täglich

bei Unterkühlen, Durchnässen: Vorsicht vor *Kühle, kalter* oder *warmer Feuchtigkeit* und vor *raschem Wetterwechsel von warm zu kalt*, was ja im Frühjahr besonders, aber auch den Sommer hindurch sehr leicht an einem und demselben Tag passieren kann. Das mögen sich alle diejenigen hinter die Stirn schreiben, die für *Unterkühlung* oder *Durchnässung* ungünstig empfänglich sind. Neben *Nux vomica* und *Gelsemium* ist Dulcamara die beste Arznei für derartige Auslösungen. Der Heuschnupfen fließt gewöhnlich *mild, stockt draußen* und *nachts*. Rasch gesellt sich *Heuasthma* dazu. Dann hustet er auch. Trocken, kurz, bellend mit zähem, geschmacklosem Schleim und schwierigem Auswurf. Erhebliche Rückenschmerzen, ein steifer Hals und Nacken und lahme Glieder begleiten höchst wahrscheinlich das gesamte Geschehen. Ohne Behandlung wird das Asthma eventuell auch vergehen. Aber dafür *wechselt* es sich *mit* anderen Beschwerden wie *Ekzem, Rheuma* oder *Durchfall* ab. Und die Erkältung kommt spätestens im Frühherbst wieder. Das sei den Zweiflern hinters Ohr diktiert!

Natrium muriaticum D30
1 Gabe
täglich

schaumiger Nasenfluss: Draußen ist nicht sein Milieu, obwohl er sich nach labender Frische, nach frischer Luft, nach klaren Gefühlen

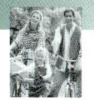

sehnt. Besonders im Frühling, wo so manche Träume der Älteren an ihre Jugend und der Jugendlichen an ihre Kindheit wieder erwachen. Aber tränende Augen und ein wässriger, *schaumiger* Schnupfen mit heftigem Niesen erschüttern diese Sehnsucht. Er hat die Nase bald so voll, dass er an die *Nordsee* fährt. Leider meist vergebens. Dort wie zu Hause muss er sich in der Wohnung aufhalten, wo er sich allgemein wohler fühlt. Die Nase verstopft aber jetzt erst richtig voll, besonders nach den *schlaflosen* Nächten, wenn ihm der *Schleim* sogar *hinten* den rauen, kratzenden *Rachen runtertropft*. Dann hört er nicht mehr auf, krampfhaft zu niesen. Mindestens 18 Mal, bevor er die Erschütterungen mit Natrium muriaticum und etwas frischem Atem beschwichtigen kann. Ob er jetzt rausgehen darf? So mutig ist er noch nicht, denn die Hoffnung auf Heilung ist ihm längst vergangen. Also geht er gar nicht erst raus, zieht sich, wie gewohnt, zurück. Dort wünscht er nur zu liegen, wartet auf die *Herpesbläschen* an Lippen und Nasenlöchern, auf den *Riss* in der *Mitte der Unterlippe*, auf die kribbelnde *Taubheit* in Lippen, Nase und Zunge, auf den Geruchs- und Geschmacksverlust, die jedes Frühjahr den Heuschnupfen und jeden Winter den Erkältungsschnupfen begleiten. In den trockenen Zwischenphasen ergreift ihn immer eine unheimliche Schwäche. Da hilft auch kein Sonnenbaden. Ob die Wärme des Zimmers und die Arznei ihm eher beistehen werden? Oder wird es letztlich die menschliche Wärme sein, die ihn gesund streicheln darf?

Zusammenfassung

Heuschnupfen besser drinnen

Arsenicum album D30 fließt vermehrt draußen, wund machend; liebt Wärme jeder Art	1x täglich
Gelsemium D30 fließt vermehrt draußen, wund machend oder mild; liebt trockenes, warmes Wetter	1x täglich
Dulcamara D30 stockt draußen; liebt trockenes, warmes Wetter	1x täglich
Natrium muriaticum D30 fließt draußen dünn schaumig; verträgt keine Hitze	1x täglich

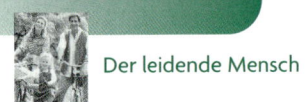

Heuschnupfen mit Frösteln

Ein Mensch, der fröstelt, weist uns immer auf eine tiefgreifende Entgleisung von der harmonischen Mitte seiner Existenz hin. Er ist schwach, ängstlich, unsicher. Gerüttelt von innerer Kälte, gekennzeichnet von Lebenskälte. Einer, der die Lebenswärme entbehren musste und sie seither vermisst. So sucht er sich die künstliche Wärme im Zimmer, durch Kleidung, durch Heizung, durch warme Bäder. Ein Ersatz für die Wärme ihn umgebender Menschen, deren Annäherung er nicht unbedingt verträgt, die er mit Ängsten abwehrt, gegen die er im wahrsten Sinne des Wortes allergisch reagiert. Trost bleibt uns, dass die Homöopathie Arzneien bereithält, welche die Kluft zwischen den Menschen verringert zugunsten eines liebevolleren Zusammenlebens. Die Gnade der Liebe ist dann die größte Arznei!

Aconitum D30
1 Gabe
bei Bedarf

plötzlicher Beginn, trocken: Für alles, was mit schwunghafter *Plötzlichkeit* beginnt, ist diese Arznei die erste. Auch beim Heuschnupfen. Dabei ist die Nase *ohne Ausfluss,* nur heftig *heiß,* dick *geschwollen, verstopft.* Die Verstopfung wechselt zunächst von einer zur anderen Seite, während sie kitzelt, brennt und von Niesen nicht geöffnet wird. Auch die Stirn ist wie verstopft und schmerzt mit *klopfendem* Pulsschlag. Ebenso plötzlich und gleichzeitig überfällt Sie eine unerklärliche *Unruhe*, ein Getriebensein, eine *Ängstlichkeit*, die nach Bewegung verlangen, aber rasch im heftigen Frösteln ersticken. Noch begünstigen *frische Luft* und Aconitum die lokale Hitze und sorgen für allgemeine Linderung. Später, wenn der Frost anhält oder in die übliche Wärme übergeht, ist diese Arznei für Sie wertlos geworden.

Mercurius solubilis D30
1 Gabe
täglich

ständige Frostschauer: Sein allergisches Geschehen beginnt mit *klopfenden* Schmerzen und kurzen Frostschauern, die vor allem *nachts über den Rücken wallen.* Trotz Frost und trotz Empfindlichkeit für *Kälte, nasskaltes Wetter* und *Wetterwechsel* besänftigt äußere Kühle die heftig *bohrenden, roh brennenden* Schmerzen in Augen, Nase und Rachen. Aus dem wunden Mund fließt zäher *Speichel* wie Seifenschmiere. Drinnen liegt eine *dick grau belegte, schlaffe, geschwollene Zunge* mit *Zahneindrücken* an ihrem Rand. Dass diese Angelegenheit sonderlichen Geruch absondert, dürfte anzunehmen sein. Dies alles weist uns auf Mercurius solubilis hin, dessen Wahl sich in erster Linie auf die Inspektion des Mundes stützt.

Acidum succinicum D12
2 x 1 Gabe
täglich

friert ständig: Es ist nicht so, dass er tatsächlichen Frost erduldet, sondern er wird kalt und kälter und *friert ständig*. Deshalb sind ihm *Kälte, Nässe, feuchtes Wetter* und *Zugluft* ein Horror. Desto mehr sind wir erstaunt, dass er die Fenster öffnet, um sich in *frischer Luft* zu bewegen. Dann betüpfeln *rote Flecke* sein blass eingefallenes Gesicht, aus dem Tränen und Schnupfen *plötzlich*, wässrig und wund machend fließen. Reichen wir ihm doch gleich Acidum succinicum, bevor seine Nase *verstopft*, aber *ununterbrochen weiterrinnt*. Ist er ein schüchterner Mensch mit unruhiger *Angst* und *Alltagssorgen*, dessen Nervosität sich obendrein in Nesselsucht und Asthma ausdrücken kann, so wird die Arznei ihm auch hierbei gütig zur Seite stehen.

Bisher wünschten sich alle noch frische Luft zu ihrem Kälteempfinden. Die folgenden drei haben diesen Wunsch aufgegeben. Das bedeutet, dass sie zwar übler dran sind, was ihre vordergründigen Heilchancen angeht, sich aber trotzdem nach Wärme und wärmenden Menschen sehnen. Das gibt ihnen eine noch größere Chance. Nämlich die, endlich wieder Leben atmen zu dürfen.

Gelsemium D30
1 Gabe
täglich

wellenartige Frostschauer: Eigentlich fühlt dieser Kranke *keine innere Kälte*, sondern eher *fiebrige Hitze*, die seinen Kopf mit Blut überfüllt, ihn *erschlafft* und *teilnahmslos* ermattet. *Gleichzeitig* aber schüttelt ihn ein *wellenartig den Rücken rauf und runter* schleichender *Frost*! Das sind derart widersprüchliche Zusammentreffen, dass wir ihm freudig Gelsemium darreichen dürfen. Sonst wird er nichts von Ihnen verlangen, denn er hat keinen Durst und keine anderen Gelüste. Er wird sich nur erheben, um gelegentlich viel farblosen, aber erleichternden *Harn* abzulassen. Das erstaunt ihn, und sein Abwehrsystem geht kraftvoll auf Angriff über.

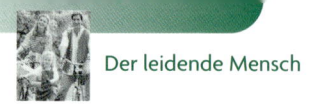

Sabadilla D6
3 x 1 Gabe
täglich

ununterbrochenes Frösteln: Wie auch immer er vorher aussah, beim Heuschnupfen ist er blass, kalt, feucht und klagt über *ununterbrochenes Frösteln*. Der Frost schleicht den Rücken hoch, sodass er die Zimmerwärme aufsucht, warm trinkt, sich einhüllt oder sich unaufhörlich in die heiße Badewanne legt. Je *frischer* und *kühler* die Luft, desto elender ist ihm zumute. Sein Frösteln vergeht auch nicht, wenn er wie gewöhnlich *zur gleichen Stunde* des Tages *Fieberanfälle* ertragen muss. Dazwischen niest er krampfhaft, die Nase fließt, brennt, juckt und blutet gelegentlich. Die Nasenlöcher verstopfen abwechselnd in den Niespausen. Klagt er dazu noch über drückenden, ja *krampfenden* Schmerz an der *Nasenwurzel*, so heizen wir seinem Frost mit Sabadilla ein. Denn die Allergie steigt rasch in den Rachen hinab, wo er die *größtmögliche Trockenheit* von allen Mitleidenden hinnehmen muss. Geben Sie ihm dazu viel Warmes zu trinken, dann können Sie die Badewanne endlich auch mal benutzen.

Silicea D12
2 x 1 Gabe
täglich

friert immer: Auch er ist ein *blasser* Meister im Frösteln. Er *friert* nicht nur beim Kranksein, sondern eigentlich *immer*. Seine Lebenswärme ist seinem Schicksal unterwegs verloren gegangen. Deshalb muss er sich *samt Kopf warm einhüllen*, alle Zimmeröffnungen verstopfen, denn der *geringste Luftzug* und Kälte in jeder Form lösen einen unerbittlichen Niesanfall aus. Zumal die *Nasenwurzel* und der *Racheneingang zum Mittelohr* mitleidslos jucken. Silicea dürfte sein Gutes tun, für ihn und für Sie, wenn Sie das Gefühl haben, dass auch Sie sich an der Unachtsamkeit der Menschen die Seele wundgescheuert haben.

Arsenicum album D30
1 Gabe
täglich

tiefer innerer Frost: Der Frost dieses Menschen wird schon ähnlich der Todesnähe empfunden. Ein kriechender Frost über die Glieder bis ins Herz. Wenn er krank wird, rinnen die letzten Säfte seines Blutes, seines Lebens reichlich *brennend* aus seinen Körperöffnungen als Erbrechen, Ausfluss, Durchfall, Heuschnupfen. Noch lindern eine *warme* (!) Umgebung, eine wollene Decke die brennenden Schmerzen, aber die menschliche Wärme wird er erst nach Arsenicum album verspüren und annehmen können. Ansonsten bleibt ihm nur der lebenslange Tod, der im *eiskalten Schweiß* seine Vorboten schickt und gegen den er täglich die Kampfespfründe beschreitet. Es hilft halt nichts! Wir können nicht darum herumkommen, erst zu sterben, um wahrlich leben zu können, leiblich oder symbolisch. Wie die Saat auf dem Feld, wie das Gift in unseren Adern, wie die Urtinktur der Arznei, bevor sie uns zur Genesung, zur Heilung, zum Heil werden.

Zusammenfassung

Heuschnupfen mit Frösteln

Aconitum D30 geht trotzdem nach draußen	bei Bedarf
Mercurius solubilis D30 braucht kühle Luft	1x täglich
Acidum succinicum D12 hüllt sich warm ein und öffnet das Fenster	2x täglich
Gelsemium D30 sitzt an der Heizung	1x täglich
Sabadilla D6 liegt in der heißen Badewanne, trotz Fieber zur gleichen Stunde	3x täglich
Silicea D12 liegt im warmen Bett und zieht die Decke über den Kopf	2x täglich
Arsenicum album D30 sitzt auf der Heizung	1x täglich

Beachte:

Menschen, die frösteln, aber trotzdem rausgehen, finden Sie in der Anwendertabelle unter „fröstelt, aber geht raus"

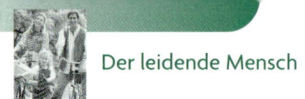

Wo treten die Beschwerden auf?

Links oder rechts?

Gleichermaßen wichtig ist es zu beobachten, auf welcher Körperseite Ihre Beschwerden auftreten. Wie alles auf dieser Erde hat natürlich auch der Seitenbezug seine sinnbildliche Bedeutung. Links ist die Seite des Herzens, der Gefühle, der Empfindungen und all dessen, was uns das Blut des Herzens an Symbolik beschert: Säfte, Wärme, Fluss, Bewegung als Zeichen des Lebendigen. Rechts ist der Sitz der Leber, des Lenkers von Blutbildung, Stoffwechsel und Hirnfunktionen. So haben wir den kühlen Intellekt auf der einen Seite und die Herzlichkeit auf der anderen. Eine gute Mischung von beidem bedeutet harmonische Mitte und täte uns allen recht gut.

Naphthalinum D3
3 x 1 Gabe
täglich zu je 20 Kügelchen

eher links: Ein meist *linksseitiger*, hitzköpfiger, eher *Männer* ereilender, rasch in Hals und Bronchien absteigender Heuschnupfen bedarf des Naphthalinum. Alle Schleimhäute sind *trocken, wund, brennend geschwollen*: in den trotzdem fließenden Augen, den Augenlidern, der hitzig niesenden Nase, dem luftabschnürenden Rachen und den asthmatisch seufzenden Bronchien. In der *frischen Luft* wird es ein bisschen feuchter.

Sanguinaria D6
3 x 1 Gabe
täglich

eher rechts: Ein eher *rechtsseitiger*, ebenso hitziger, *rot aufgedunsener* Heuschnupfen-Mensch, dessen *Wangen* bei Katarrhen mit *umschriebener Röte* gezeichnet sind, in dem alles gleichermaßen *brennt* wie vom Vorigen, der hält sich an Sanguinaria. Er hat nämlich seine unterscheidenden Eigenarten: *Trotz* der äußeren und inneren *Hitze* geht er *nicht nach draußen*. Denn er verabscheut *Licht, Kälte, Zugluft, jeglichen Wetterwechsel*, vor allem von trocken zu feucht oder zu heiß, und er muss unwiderruflich niesen. Seine Sehnsucht nach *erleichternder Frische* der Luft bleibt Theorie. Dagegen versucht er, die hitzig trockenen Schleimhäute mit seinem heftigen Durst auf Kühles zu mildern, zu benässen. Die Arznei wird bald nach Einnahme seinen Schweiß treiben. Er wird sich abdecken, ausziehen und wohl fühlen.

Zusammenfassung

Links oder rechts?

Naphthalinum D3 eher links; wund, trocken, geschwollen	3x täglich 20 Kügelchen
Sanguinaria D6 eher rechts; brennend, trocken	3x täglich

Schmerzen in der Nasenwurzel

Der Schmerz an der Nasenwurzel ist nichts anderes als eine krankhafte Veränderung der Stirnhöhle. Als Empfindung ist er jedoch so wichtig, dass wir die zugehörigen Arzneien nochmals andeuten wollen.

Sabadilla D6

3 x 1 Gabe
täglich

krampft: Wenn Ihre Nasenwurzel so *krampft*, dass Sie die Stirn missfallend in horizontale Falten legen, dann dürften Sie sich bereits Sabadilla zum Entkrampfen genehmigen. Bei aller Einfachheit sollten Sie jedoch erblasst sein, *ununterbrochen frösteln*, krampfhaft niesen, immer *zur gleichen Tageszeit Fieber* kriegen, die Fenster schließen und sich mit *Wärme* jeder Art wohlig umgeben. Hüten Sie sich vor *frischer, kühler Luft*. Dann *verstopfen* die Nasenlöcher *abwechselnd*, und der *Rachen* wird so wund und *trocken*, wie es nur Ihnen geschehen kann. Verlegen Sie Ihr Büro, Ihre Arbeitsstelle, Ihr Unternehmen ins frühlingsgeheizte Zimmer.

Silicea D12

2 x 1 Gabe
täglich

juckt: *Jucken* ist schon allgemeinerer Natur. Wenn es sich jedoch außer in der Nasenwurzel auch am *Eingang der Ohrtube* im Rachen festkrallt, wenn Sie genauso frösteln wie Obiger, auch wenn Sie den Heuschnupfen längst hinter sich gebracht haben, wenn Sie schon beim *kleinsten, kühlen Lufthauch* schonungslos niesen und sich spätestens daraufhin vom Kopfhaar bis zu den Zehen *warm einpacken*, dann sollten Sie sich für Silicea entschließen. Das wird Ihrer frostigen Schwäche den nötigen Halt und Ihren Katarrhen die Stirn bieten.

Ranunculus bulbosus D6

3 x 1 Gabe
täglich

juckt, presst: Wenn es in der Nasenwurzel juckt, prickelt und so drückt, als würde sie *auseinander gepresst*, was Ihr Gesicht rot, heiß und *feucht* verändert, dann ist das ein quälendes, aber feines Zeichen eines ganz besonderen Heuschnupfens. Unsere Qual ist ja nur noch halb so schlimm, sobald wir die Hoffnung auf eine erlösende Arznei ahnen. In Strömen fließt aus Augen und Nase brennendes Wasser. Ihre *Muskeln* ziehen, reißen, krampfen, vor allem *im Brustbereich*, sodass Sie sich möglichst *nicht bewegen* wollen und sich dabei Ranunculus bulbosus genehmigen dürften. Bewegung ist Ihnen auch beim Wetter abhold: als *frischer, feuchter Wind*, als Tageswandel von nachts zu tags und tags zur Nacht, als Temperaturschwankung, Wetterwechsel und Gewitter. Da bewegt sich nämlich der Schnupfen abwärts und wandelt seine Eigenarten in ein wundes, stechendes Asthma. Bleiben Sie drinnen, denn draußen wandelt sich das Wundsein in Frösteln. Und am besten, Sie warten täglich auf die *Nacht*. Weil Sie dann trotz Elend angenehm *schlafen*!

Sanguinarium nitricum D6
3 x 1 Gabe
täglich

juckt, brennt: Gesellt sich zum Jucken ein *intensives Brennen*, während das Wasser aus Augen und Nase rinnt, die *Nasenlöcher gleichzeitig* hinten mit einem *schwer auszuschnäuzenden* Sekret *verstopft* sind, dann ist das, zusammen betrachtet, so bedeutend, dass Sie sich oder andere mit Sanguinarium nitricum erfreuen können. So gern Sie auch frische Luft mögen, ziehen Sie es lieber vor, dieser und Zugluft aus dem Weg zu gehen. Sie würden an Niesanfällen eventuell ersticken. Probieren Sie diese Arznei, die ziemlich in Vergessenheit geriet, wenn sie Ihren Voraussetzungen ähnelt: heißblütiges Brennen überall, Fluss und Verstopfung gleichzeitig, *Verlangen nach draußen,* aber *höchste Empfindlichkeit auf Zugluft* und *frische Luft*. Das ist ein klarer Widerspruch, der genau für diese Arznei spricht, über den wir uns beide freuen!

Kalium jodatum D4
3 x 1 Gabe
täglich

drückt beim Bücken: Bei allen in diesem Kapitel erwähnten Leidenden ist die Stirnhöhle voller Sekret, was uns den allgemein empfundenen Druck an der Nasenwurzel erklärt. Nichts sonderlich Verwertbares also. Verändert sich der Druck jedoch spürbar im *Warmen*, beim *Bücken* und ab *3 Uhr* nachts, so heißt das, dass die *statische* Empfindung „Druck" zur *dynamisch* belebten Empfindung und dadurch erst so wichtig wird, dass wir ihr Kalium jodatum zuordnen und Ih-

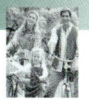

nen zugestehen können. Verständlich, dass Sie am liebsten ständig mit frischer Luft umgeben sein möchten, denn sie bewirkt das Fließen der Nase. Ätzend, aber druckerleichternd.

Sticta D6
3 x 1 Gabe
täglich

Völlegefühl: Frage: Wie ist der Druck? Augen schließen und mit dem Geiste abfühlen! Das ist die einzige Möglichkeit zu unterscheiden, um zu entscheiden. Richtig! Es ist eine Art *Völlegefühl*, mit dem Ihr vertrockneter, verkrusteter Katarrh immer beginnt und sich in der Stirn ausbreitet. Das zwingt Sie *unwiderstehlich, die Nase zu schnäuzen. Ohne Erfolg!* Weder Sekret, noch Erleichterung. Selbst beim Niesen bleibt alles wie voll. Da bleibt Ihnen nur, sich vertrauensvoll mit Sticta zu beschäftigen und die *plötzlichen, extremen Temperaturschwankungen* zu verfluchen.

Arum triphyllum D6
3 x 1 Gabe
täglich

bohrt: Hat man je versucht, in Ihren Körper eine Schraube einzubohren? Jedenfalls empfinden sie das jetzt bei diesem Ihrem Heuschnupfen. Ein unerträgliches *Bohren* dringt quälend in Ihre Stirnhöhle, das nach Befreiung durch Arum triphyllum schreit. Noch ein-

Zusammenfassung

Schmerzen in der Nasenwurzel

Sabadilla D6 krampfender Schmerz, zieht die Stirn zusammen	3x täglich
Silicea D12 juckender Schmerz; auch am Eingang der Ohrtube	2x täglich
Ranunculus bulbosus D6 pressender, juckender Schmerz; auch in der hinteren Nase	3x täglich
Sanguinarium nitricum D6 brennender, juckender Schmerz	3x täglich
Kalium jodatum D4 drückender Schmerz im Warmen, beim Bücken, um 3 Uhr	3x täglich
Sticta D6 drückender Schmerz mit Völlegefühl	3x täglich
Arum triphyllum D6 bohrender Schmerz	3x täglich

61

maliger ist das Aussehen der betroffenen Teile: Augen, Nase, Lippen und Mundhöhle sind *rot rissig* und *blutig, schrundig wie* ein Stück *rohes Fleisch*! Das gibt es nur bei Ihrem Katarrh! Obendrein ist Ihre Nase überall und nachts so verstopft, dass Sie mit offenem Mund vergeblich auf den Schlaf warten. Und während Sie ungeduldig warten, bohren Sie unverständlicherweise in Ihren Nasenlöchern, zupfen an den Nasenflügeln und beißen sich mit den Zähnen die Haut von den Lippen. Trotz Schmerz! Ist es vielleicht eher ein Zwang, von dem die Arznei Sie befreien soll?

Empfindungen im Hals

Praktisch gesehen kann jeder Heuschnupfen auch den Hals ergreifen. Kitzel und Kitzelhusten sind gar nicht selten. Wir wollen deshalb zusammen nur diejenigen Arzneien erleben, die mit Sicherheit sehr rasch Rachen und Kehlkopf erheblich beeinträchtigen.

Allium cepa D3
1 Gabe
stündlich zu
je 20 Kügelchen

berstender Kehlkopfhusten: Wer schon einmal in der Küche *Zwiebeln* geschnitten hat, kann berichten: aufsteigende klopfende Hitze im Gesicht, *bitzelnde* Augenwinkel, lichtscheue Augen mit *mild* fließenden Tränen, massenhaft *wässriger, ätzender* Schnupfen mit scharfem Kribbeln in der Nase, das zu dauerndem, leidenschaftlichem Niesen zwingt. Sie öffnen das Fenster und übergeben sich und Ihr Leid erlösend der frischen Luft. Oder schlucken rasch Allium cepa, wenn Sie vermeiden wollen, dass sich das Gejucke in den Hals hinabschleicht. Dort löst das Atmen der frischen Luft einen bellenden, *berstenden Kehlkopfhusten* aus, der so schmerzt, dass Sie sich stützend *an den Hals greifen*. Nehmen Sie eine Thermoskanne heißen Tees mit nach draußen. Das beruhigt den dröhnenden Husten.

Euphrasia D12
2 x 1 Gabe
täglich

kitzelt, Schleim schwer löslich: Oder Ihre Augen schwimmen in *wunden, scharfen* Tränen und rinnen *brennend* über die roten, heißen Wangen. Die Lider schwellen rot an. Ein *schleimiger Schleier* bedeckt so Ihre Sicht, dass Sie erst nach *häufigem Blinzeln* Ihre Umwelt wahrnehmen können. Die Nase hingegen fließt *mild*. Das merken wir uns gut, weil das Euphrasia zu Ihrem arzneilichen Begleiter bestimmt.

Setzt sich im Rachen erst mal *schwer löslicher Schleim* ab, dann kitzelt es am Kehlkopf, sodass Sie sich ununterbrochen räuspern und *husten*. Allerdings *nur tagsüber*. Ihr *Schlaf* bleibt erfreulicherweise *ungestört*. Morgens aber ist Ihr Elend wieder da. Zu gern würden Sie die *frische Luft* kosten, doch die *Lichtempfindlichkeit* zwingt Sie, im dunklen Zimmer auf den Sommer zu warten.

Sabadilla D6
3 x 1 Gabe
täglich

trocken, kratzt, Kloß: Mischen sie einen blassen, kalt schwitzenden Menschen mit bereits reichlichem Fließen aus allen Löchern, mit Frieren, *Frost* den Rücken rauf, auch beim täglich wiederkehrenden *Fieber*, wonach Sie die Uhr stellen könnten, dazu etwas kühle Frischluft, die unbändig zum Niesen reizt, die *Nasenlöcher abwechselnd verstopft* und die *Nasenwurzel verkrampft*, dann haben sie Ihr eigenes Bild im Bild von Sabadilla eingefangen. Nicht zu Unrecht. Denn rasch steigt die Allergie in den Rachen hinab, wo sie die *größte Trockenheit* von allen Leidenden verursacht, wo sie kratzt, ein *Kloßgefühl* einpflanzt, das Sie zu stetem *Räuspern* zwingt. Halten Sie sich gut warm, trinken Sie viel Warmes und lauschen auf den herzerwärmenden Gesang der Frühjahrsvögel, während die arzneiliche Aufmunterung nicht lange auf sich warten lässt.

Sanguinarium nitricum D6
3 x 1 Gabe
täglich

trocken, eingeschnürt: Oder Ihre Augen und Nase *fließen* brennend und *gleichzeitig* ist die Nase aber *verstopft*! In den *hinteren Nasenlöchern* haftet ein *schwer auszuschnäuzendes* Sekret, die Nasenwurzel juckt lästig und brennt. Weiter unten ist *alles trocken*, wenn Sie nicht umgehend mit Sanguinarium nitricum der Allergie entgegenwirken und Sie die Mitwirkung des Halses vermeiden möchten. Von der Brustmitte steigt schon ein Hitzegefühl auf, als ob Sie eben Meerrettich gegessen hätten. Der Rachen schnürt sich zusammen, lässt nur eine tiefe, heisere Stimme zu, vor deren verständlicher Benutzung Sie sich kräftig räuspern müssen. Meiden Sie *Zugluft* oder die frische Luft *draußen*. Das entschärft sogar die Niesanfälle.

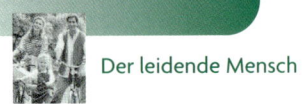

Empfindungen im Hals

Allium cepa D3   stündlich 20 Kügelchen
berstender Kehlkopfhusten, frische Luft lindert

Euphrasia D12   2x täglich
Taghusten durch Kehlkopfkitzel,
Schleim schwer löslich, Schleimräuspern

Sabadilla D6   3x täglich
Kloß im Hals, enorme Trockenheit mit Kratzen,
Räusperzwang

Sanguinarium nitricum D6   3x täglich
trocken heiser, wie eingeschnürt, Räuspern,
bevor er spricht

Bronchien (Heuasthma)

Bei einigen Menschen und gelegentlich bei Heuschnupfen-Epidemien steigen die allergischen Beschwerden über den Rachen in den Brustkorb ab. Dort reizen sie die Schleimhäute der Bronchien zur Schwellung. Das Ganze hört sich dann wie eine spastische Bronchitis oder wie eine asthmatische Atmung an, nicht selten begleitet von einem steten Kitzelhusten zwischen Rachen und Brustmitte. Eine Arzneiauswahl nach auftretender Häufigkeit mag Ihnen Einblick vermitteln.

Arsenicum jodatum D6

3 x 1 Gabe
täglich

feucht, 3 Uhr: Wie so oft brennt alles. Drinnen, draußen und die ganze Nacht hindurch mit höchster Unerträglichkeit zwischen *Mitternacht* bis *3 Uhr*. Sie möchten drinnen bleiben, sich aufwärmen, aber da stocken die Absonderungen, sodass es hinter der Stirn zu hämmern beginnt. Besonders die *feuchte Wärme* macht Ihnen zu schaffen. Ist es etwas kühler, können Sie wenigstens niesen. Jedoch die übliche Erleichterung dadurch bleibt aus. Ihre *Augenlider schwellen* immer mehr, als seien sie mit Luft aufgeblasen, die *Lymphdrüsen* machen es denselben nach. Sie *fiebern* heiß, schwitzen *kalt* und in der folgenden Nacht erschrickt Sie ein *feuchtes Asthma* (!) mit schwierigster Atmung. Genug, um Arsenicum jodatum sofort in Wasser zu lösen, um schluckweise die Erstickung zu verhindern. Die Kräfte von

Arsen und *Jod* verbinden sich in dieser Arznei zu tiefgreifender Heilung.

Sticta D6
3 x 1 Gabe
täglich

Kitzel die ganze Nacht: Beginnt der Katarrh bei *plötzlichen extremen Temperaturschwankungen* mit *extremer Trockenheit* in der Nase und einem drückenden, schmerzhaften *Völlegefühl* in der Stirnhöhle, sodass Sie sich *beständig,* zwanghaft und *erfolglos die Nase schnäuzen,* dann sind dies erste Hinweise, um sich mit Sticta therapeutisch auseinander zu setzen. Tun Sie es rasch! Denn fast unumgänglich kriecht die allergische Reizung in die Bronchien hinab. Wie gehabt, alles bleibt trocken, rau, mühsam abzuhusten. Ein hackender, erschöpfender Reizhusten wird von einem *Kitzel hinter dem unteren Brustbein* ausgelöst. Nicht enden wollend, die *ganze Nacht* hindurch, vom Abend über das Niederlegen bis zum Erwachen. Sie können sich des Eindrucks nicht verwehren, als fördere der Husten den Hustenreiz wie in einem Teufelskreis. Öfter müssen Sie sich erheben, aufsitzen oder herumgehen und sich leicht räuspern. Wobei das nächtliche Wandeln Ihre nervöse Art sein könnte, die manchen unter Ihnen bei solchen Zuständen erfasst. Sie wandeln dann wie auf Wolken. Nicht unangenehm, wenn es den Heuschnupfen als Zubrot nicht gäbe!

Phosphorus D30
1 Gabe
täglich

trocken, wund: Im Spiel des Schicksals zwischen Licht und Schatten ist er hoch aufgeschossen, mit hängenden Schultern oder zu kurz geraten. Aber stets sonnig, wenn nicht gerade mal melancholisch. Alles in ihm *brennt* und verbrennt zu schnell: die Atmung der Zelle, der Lunge, des Stoffwechsels; der Odem der Seele und die Belüftung der Gedanken. Er erschöpft, magert ab, wird krank. Im Frühjahr klebt der Heuschnupfen seine Erkennungsmarke auf die Schleimhäute. Mit *Brennen*, das *nach frischer Luft verlangt*, aber *keine verträgt*. Im Hals beginnt es zu jucken, zu kitzeln, zu brennen, beschlägt die Stimme mit krächzender, hüstelnder Heiserkeit. Dann steigt es nach oben und nach unten, plagt die lichtscheuen Augen mit viel Tränen, die Nase mit wenig wundem Fluss und die Bronchien mit asthmatischer, trockener, wunder Atemnot, die ihm den *oberen Brustkorb einschnürt*. Trotz Empfindlichkeit gegen *Kälte, kalte Luft* und *Zugluft* geht er nach draußen, wo ihn, kaum dass er den Fuß vor die Tür gesetzt hat, ein kitzelnder Bellhusten überfallen wird. Sonderlicherweise am übelsten während der *Dämmerung*. Drinnen plagt ihn ein tief sitzender, hohler Kitzelhusten beim Sprechen, nach dem Essen, beim Niederlegen und ganz eindeutig, wenn er sich auf die linke Seite legt. Also duselt er, hoch aufgebettet, so vor sich hin. Gelegentlich erhebt er sich mit schwächlichen Schritten, um sich Phosphorus auf die Zunge, kaltes Wasser ins Gesicht und in den Hals zu schütten, isst etwas Kaltes und begibt sich, sichtlich gestärkter, zurück zu seinem Thron. Das Licht lässt er brennen, denn alle Sinne sind auf Alarm eingestellt, nachdem die Dunkelheit hereingebrochen ist.

Euphorbium D6

3 x 1 Gabe
täglich

trocken, juckt, brennt: Alles an diesem Leidenden ist *trocken*, hitzig, stark juckend und brennend: die Augen, die Nase, der Rachen und das Asthma. Das reizt die Augen und ihre Lider auf eine Weise, die ihm *alles größer* erscheinen lässt, als es tatsächlich ist, mit *bunten Farbflecken* verziert. Ein starker *Juckreiz* befällt ebenso die Stirnhöhle hinter der *Nasenwurzel*, was einen heftigen Niesreiz auslöst, aber weder drinnen noch draußen Niesen zulässt. Aus der Nase fließt gelegentlich ein schleimiger Schnupfen, wenn überhaupt. Über den Rachen steigt die Allergie mit einem warmen Gefühl, als habe er zu heiß gegessen, in die Bronchien ab. Zeit ist genug vergangen, um endlich Euphorbium einzusetzen, bevor *Stiche* vom *Magen* zu den *Seiten der Brust* hochsteigen; bevor ein heftig juckender Kitzel in der Brustmitte tags und nachts einen ununterbrochenen, krampfenden Hackhusten hervorruft. Das alles, *je sommlicher* und *hitziger* die Außentemperaturen. Bewegung in frischer, kühler Luft täte ihm so richtig gut. Nur das *Fieber* hält ihn zurück.

Naphthalinum D3

3 x 1 Gabe
täglich zu je
20 Kügelchen

trocken, wund, brennt: Jetzt werden eher *Männer* von einem meist *linksseitigen*, hitzköpfigen Heuschnupfen ereilt. Alle Schleimhäute sind *trocken, wund, brennend geschwollen*, in Augen, Nase, Rachen und Bronchien. Die Augenlider schwellen stark an, krampfhafte Niesattacken werden hörbar. Gleichermaßen krampft ihr Asthma. Frische Luft und Naphthalinum erleichtern rasch die seufzende Einatmung, das Wundheitsgefühl im Brustraum und ihre trockenen, lang dauernden, krampfhaften Hustenanfälle, die ihnen die Luft abschneiden.

Ranunculus
bulbosus D6
3 x 1 Gabe
täglich

<u>alles wund:</u> Wen es trifft, der ist rot, hitzig, feucht und im wahrsten Sinne des Wortes *geschlagen*. Alle *Muskeln* ziehen, reißen, krampfen, vor allem im *Brustbereich*, mit einem umschriebenen Schmerz zwischen der *rechten inneren Schulterblattkante* und der *Wirbelsäule*, wenn er *einatmet*. Ist der in Strömen aus Augen und Nase fließende, wässrige, brennende Schnupfen erst mal über den schleimig klebrigen Rachen abgestiegen, dann schmerzt ihn *Wundheit* in der ganzen Brust, sodass er kaum durchatmen kann. Das Brustbein fühlt sich *wie eine Schürfwunde* an. Hat er mit Ranunculus bulbosus das allergische Fortschreiten noch nicht gestoppt und geht ins Freie raus, wandelt sich das Wunde in ein Gefühl des *Fröstelns*. Ein heiserer, trockener Kehlkopfhusten bringt ihn zur Verzweiflung, ebenso wie ein prickelnder, drückender Schmerz in der *Nasenwurzel*, als würde sie *auseinander gepresst*. Seine Beschwerden sind eher *abends* und früh *morgens* intensiver, wo er Bewegung gänzlich vermeidet. Gegen *frische, kalte, feuchte* und *windige* Luft jedoch, gegen *Temperaturwechsel, Wetterwechsel* und *Gewitter* ist er machtlos. Aber einen Trost hat er: Er *schläft nachts durch!*

Alumen chromicum D4
3 x 1 Gabe
täglich

<u>kratzt, zähschleimig:</u> Zum guten Schluss eine Arznei, welche die alten Ärzte sonderlich bei *bleichen*, trockenen Menschen mit *bläulichen* Lippen bewährt einsetzten. Alle Schleimhäute sind geschwollen, sowohl in den roten, wässrigen, lichtscheuen Augen, als auch in der Nase mit gelben, *milden* Absonderungen. Rachen und Gaumendach sind mit dickem Schleim belegt, trotzdem herrscht ein Gefühl großer Trockenheit, Rauheit und ein hustenreizender Kitzel. Das *Gaumenzäpfchen* hängt dabei schlaff in den Hals runter wie eine *gestielte Beere*. Unmittelbar *nach* dem *Aufstehen* morgens löst ein *Kratzen hinter dem Brustbein* einen asthmatischen Husten aus mit reichlich klarem, zähem Schleimauswurf und großem Schwächegefühl in der Brust. *Wärme, Feuchtigkeit* und Alumen chromicum werden seine akuten Beschwerden rasch lindern. Kühle, frische Luft wird er instinktiv vermeiden. Wie gesagt, die Arznei hat sich bei *milden* Absonderungen bewährt. Je näher sie allerdings dem Menschen entspricht, desto höher sollten wir die Potenz wählen. Zumindest eine Gabe der D30 bei Bedarf, je nach Intensität der Beeinträchtigung.

67

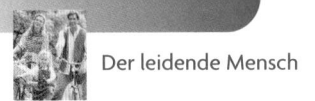

Bronchien (Heuasthma)

Arsenicum jodatum D6 3x täglich
feucht, brennend; schlimmer im Zimmer, in feuchter
Wärme

Sticta D6 3x täglich
trocken, brennend; Kitzel hinter unterem Brustbein,
Husten die ganze Nacht

Phosphorus D30 1x täglich
trocken, brennend, heiser, schlimmer beim Reden
und draußen

Euphorbium D6 3x täglich
trocken, brennend, anhaltender Hackhusten von
Kitzel in der Brustmitte

Naphthalinum D3 3x täglich 20 Kügelchen
trocken, brennend, Lider stark geschwollen,
eher links

Ranunculus bulbosus D6 3x täglich
trocken, kitzelnd, heiser, Kehlkopfhusten;
Muskeln schmerzen

Alumen chromicum D4 3x täglich
zähschleimig, kratzend; Husten morgens mit
reichlich klarem, zähem Schleim

Sonderfall: Niesen

Niesen morgens

Morgenmuffel sind große Leidende! Das ist gegen die Natur, die für uns die Sonne aufgehen lässt, damit sich unser Wesen mit Freude auf den Tag erfüllen kann. So ist das! Schon beim Aufstehen wird uns das serviert, was unser Herz gewöhnlich denkt und unser Mund zu Worten formuliert. Es ist halt ein Unterschied, ob ich nach dem Niesen drohend „Sch ...!" ausrufe oder lächelnd „wohl bekomm's, geliebter Tag!" Beim ersten werden mir Drohungen begegnen, die mich den Abfall schmecken lassen. Beim zweiten wird mir ein Lächeln geschenkt, das meinem Herzen wohl bekommt. Ein bisschen müssen wir schon mithelfen, wenn wir aus dem hässlichen Entlein einen schönen Schwan machen wollen. Die Arznei ist nur ein Anreiz zur Verwandlung.

Natrium muriaticum D30
1 Gabe
täglich

krampfhaft morgens: Wenn die Welt, die Menschen, die *Sonne* so schlecht vertragen werden wie von diesem melancholischem Muffel, wie sollten sich der Morgen und die Erscheinungen des Heuschnupfens anders gestalten! Kaum erwacht, erschüttert ein ununterbrochenes, *krampfhaftes* Niesen seine Wohnung und die der Nachbarn. Das Ganze wiederholt sich um *10 bis 11 Uhr* herum, in der Sonne, in der *Hitze*, an der *Meeresküste* und zieht sich oft hin *bis zum Herbst*, wenn er nicht schon vorher durch Natrium muriaticum Erleichterung und Feuchtigkeit verspürt. Denn so *trocken* wie er sonst ist, verträgt er – ohne die Arznei – Feuchtigkeit in keiner Weise. Weder von trösten wollenden Menschen, noch von Wetters *kühler* Seite. Dann beengt ihn zusätzlich eine asthmatische Atemnot mit einem derart heftigen Kitzelhusten, dass ihm die Tränen aus den Augen schießen und sein Kopf zu bersten droht. Und das, wenn ihm, von draußen kommend, die *Wärme der Wohnung* entgegenschlägt, wohin er sich so gern zurückzieht. Die Arznei wird ihn gewiss aus seinen trockenen Lebensgewohnheiten befreien, ihn befeuchten und angenehm wärmen.

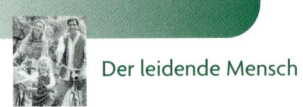

Silicea D12
2 x 1 Gabe
täglich

bei Zugluft, schließt Fenster: Er ist blass wie der Vorige, aber noch *frostiger*, hilfloser, beängstigter am Morgen, so als könne er dem kommenden Tag mit seinen Forderungen nicht Genüge tun. Kaum erwachend, die Bettdecke lüftend, möchte der erste *Luftzug* seine Haut liebkosen. Das lässt er nicht zu, weder von Luft noch von Menschen. Er beginnt so unbändig zu niesen, dass er gleich wieder unter der Bettdecke verschwindet, sie über den Kopf stülpt, um den drückenden *Juckreiz* in der *Nasenwurzel* und am *Eingang der Ohrtube* im hinteren Rachen zu beschwichtigen. Außerdem, was sollen das Licht des Tages, die Sonne, die frische Luft für ihn bereithalten? Sind doch nur *Wärme in jeder Form* und Silicea seine einzigen tröstenden Gefährten. Kein Wunder, dass er so *geknickt* sich durch den Tag quält, wo ihm die *Kieselsäure* als aufrichtendes, formendes und Halt gebendes Moment abhanden gekommen ist.

Nux vomica D30
1 Gabe
täglich

bei Zugluft, öffnet Fenster: Sie sind da schon zuversichtlicher. Obwohl, der Morgen ist in Ihren Augen immer die gleiche Schose! Da werden Sie nämlich bereits mit dem gefüttert, was Sie am Tag zuvor an *krampfhaften* Gedanken produzierten und mit dem, was Sie nachts sich erträumten zu haben oder zu sein. Großmanager oder so, mit Stadtrandvilla für Ihre Einladungen. Ja, ja, da muss man sich mit *hektischer Geschäftigkeit* sputen, um sich über den Schrebergarten zu erheben! Also reißen Sie die Fenster auf, um den Tag zu umarmen. Aber dieser bestraft Sie mit *Zugluft, Kühle, fiesem Aprilwetter* und hartnäckigem Niesen. Das haben Sie mit dem *Silicea*-Menschen gemeinsam. Überaus *verfroren*! Sie aber bieten vergleichsweise der frischen Luft die bloße Stirn, weil die *nächtlich schlafraubend verstopfte* Nase endlich fließt und die katerähnlichen Wogen hinter der Stirn glättet. Dabei hätten Sie es mit Nux vomica viel leichter. Besonders wenn Sie sich die Arznei bereits zuführen, sobald sich *Trockenheit* und *Kitzel* in der Nase ankündigen. Desgleichen beachten Sie ebenso bei Ihren häufigen Erkältungen!

Lachesis D30
1 Gabe
täglich

nach Schlaf: Bei diesem kräftigen, höchst berührungsempfindlichen Menschen ist es nicht der übliche Morgen mit der Furcht vor den Ungereimtheiten des kommenden Tages, es ist der *bewusstseins-*

trübende Schlaf mit den Folgen verminderter Körperaktivität und folglichen *Stauungen*, die all seine Beschwerden *verschlimmern*: rasendes Pulsieren in der *linken* Kopfhälfte bis runter in die Nase, lichtscheue Augen, erstickende Gefühle im Rachen und kräftiges Niesen. Auch *nach einem Nickerchen* im Laufe des Tages. Lachesis wird künftig sein Erwachen freundlicher gestalten und seinen Heuschnupfen vertreiben.

Naja D30
1 Gabe
täglich

mit Herzbeschwerden: Dieser ist dem Vorigen sehr verwandt. Beide sind *Schlangen*-Menschen. Ihre Unterscheidung wird dadurch bestimmt, dass seine *Beschwerden* immer wieder *von Herzsensationen* wie Flattern, Stolpern, sichtbarem, hörbarem, unregelmäßigem oder schwachem Herzschlag *begleitet* werden. Das bewirkt ein ständiges Hüsteln und Räuspern, ein „Herzhüsteln", was wohlweislich von seinem Erstickungshusten zu unterscheiden ist und auf Naja hindeutet. Auffallend ist dabei, dass er gern auf seiner linken, *beschwerten* Seite liegt, falls er liegen kann, und eher nach *Wärme* verlangt. Das unterscheidet sein Verlangen eindeutig von obigem Schlangenmeister. Sein allgemeines Verhalten weicht insoweit von jenem ab, als er – wie die *Brillenschlange* selbst – sich weniger angriffslustig gibt. Entsprechend sind all seine Erscheinungen und Beschwerden weniger aggressiv.

Zusammenfassung

Niesen morgens

Natrium muriaticum D30 ununterbrochen nach dem Aufstehen	1x täglich
Silicea D12 beim ersten Luftzug, schließt Fenster und Türen	2x täglich
Nux vomica D30 beim ersten Luftzug, reißt das Fenster auf	1x täglich
Lachesis D30 nach dem Erwachen, den ganzen Morgen, nach jedem Schlaf; liebt Kälte	1x täglich
Naja D30 wie bei Lachesis; mit Herzbeschwerden; liebt Wärme	1x täglich

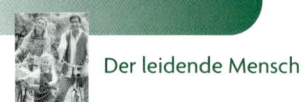

Krampfhaftes Niesen

Das ist eigentlich nicht der rechte Ausdruck. Zwanghaft wäre besser. Ein Zwang, der sich befreien will. Ein Zwang, der dem Jucken, Kitzeln und Kribbeln entgegenwirkt, um sich mit Niesen ihrer zu entledigen. Desto schlimmer, wenn uns trotz schleichender Ankündigung die Befreiung durch das Niesen versagt bleibt. Das ist eine Zwangslage! Entkrampfen wir sie gemeinsam!

Sabadilla D6
3 x 1 Gabe
täglich

draußen, sucht Wärme: Wenn Ihr Niesen in der *frischen, kühlen* Luft Sie so sehr verkrampft, dass Ihre *Nasenlöcher abwechselnd verstopfen,* dass Ihre *Nasenwurzel krampft,* dass Sie der Umwelt ihre kalte, feuchte, faltig verzweifelte Stirn bieten, dann ist es Zeit, sich Sabadilla zur Entkrampfung zu erlauben. Wieder klugerweise drinnen, umgeben Sie sich mit wohliger *Wärme* und warten auf das *Fieber,* das sich diesmal vielleicht nicht mehr, wie üblich, täglich *zur gleichen Zeit* einstellt. Dann hätten Sie gewonnen!

Pulsatilla D30
1 Gabe
täglich

draußen, sucht Kühle: Es sind eher Mädchen und Frauen, deren Wesen sich *rasch verändern* kann. Wie sollte es mit dem Charakter ihrer Beschwerden anders sein. Mal fließt, mal stockt die Nase, bald mild, bald wund machend. Höchst beschwerliche „Fallaufnahme"! Ihr Heuschnupfen ist meist eindeutig, aber die zugehörigen Verlangen und Abneigungen sind *voller Widersprüchlichkeiten*: rote, tränenreiche Augen, vor allem im Freien, im Wind. Der Schnupfen fließt über wunde Nasenlöcher, Geschmack und Geruch gehen abhanden. Draußen niesen sie krampfhaft, bleiben aber nicht drinnen, weil ihnen warme, geschlossene Räume, sonderlich gegen Abend, zuwider sind. Obwohl ihnen also allgemein eher leicht fröstelig ist, gehen sie nach draußen und bewegen sich langsam in kühler, frischer Luft. Entsprechend fühlen sie sich elender beim Wetterwechsel von kalt nach warm und trocken. Bei allem und wie immer können wir sie mit Pulsatilla wieder leicht zum Besseren ablenken. Indem wir ihnen gut zusprechen und sie trösten. Das lassen sie allzu gern mit sich geschehen.

Cyclamen D12
2 x 1 Gabe
täglich

die „kalte Pulsatilla": Mit der vorigen weiblichen Ausgabe hat diese fast alles gemeinsam. Auch das krampfhafte Niesen draußen. Und wie unterscheiden wir sie voneinander? Ganz einfach: Sie ist nämlich ihr *kaltes* Ebenbild, so viel *nervöser*, zierlicher, bleicher, erschöpfter, dass sie erst gar *nicht nach draußen* geht! Nur ihre Augen sind trocken, hitzig, vor denen es *flimmert* und *schwindelt*. Nach Cyclamen werden Sie sicherlich morgens besser aufstehen. Denn beim Erwachen leitet das Flimmern gewöhnlich ein *hämmerndes, rasendes Stirnkopfweh* ein, das Sie zurück ins Bett verdammt.

Phosphorus D30
1 Gabe
täglich

draußen, sucht frische Luft: Einen angenehmen Blickfang bietet uns der wohlgeformte Kopf dieses stets *schlanken*, blonden, *sonnigen* Menschen, solange der Heuschnupfen ihn verschont. Dann steigt eine wallende Glut über den Rücken in sein Gesicht mit einem *Brennen*, das *nach frischer Luft verlangt*, aber *keine verträgt*. Im Hals beginnt es zu jucken, zu kitzeln, zu brennen, beschlägt seine wohltuend *tiefe* Stimme mit krächzender, hüstelnder Heiserkeit, als hätte er mit Baumwolle seinen Rachen verstopft. Von hier aus steigt das Feuer nach oben und überschüttet die lichtscheuen, *langbewimperten*, feurigen Augen mit vielen Tränen. Trotz Empfindlichkeit gegen Kälte, kalte Luft und Zugluft geht er nach draußen, mit einer auffälligen Sonnenbrille seine Lichtscheue verdeckend. Aus der wunden Nase fließt wenig Sekret. Kaum draußen, rüttelt ihn der Zwang zum Niesen, was sich drinnen seltener und häufig nur versagend ankündigt. Meist steigt das Dilemma auch nach unten in die Bronchien mit asthmatischer, trockener, wunder, den oberen Brustkorb einschnürender Atemnot. Jetzt immer noch raus zu wollen, wäre der letzte Hinweis auf Phosphorus, um nicht einen kitzelnden Bellhusten von übelster Weise in Kauf nehmen zu müssen.

Cinnabaris D4
3 x 1 Gabe
täglich

draußen, wie zum Platzen: Sein Niesen ist am auffälligsten: *wie zum Platzen*, vor allem *draußen* in der frischen, *kühlen, feuchten* Luft, wo er sich aber trotzdem gern aufhält. Der Heuschnupfen hat seine *Nebenhöhlen* mit ergriffen, die beim Niesen und Schnäuzen *drücken* und *klopfen*. So auch die *Nasenwurzel*. Die Nase ist bis oben hin *vertrocknet*, aber ein zäher, strähniger Schleim fließt den hinteren Nasen-

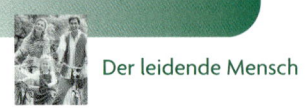

raum abwärts. Der Rachen bleibt jedoch trocken, und heiser ruft er nach Cinnabaris, um wieder Feuchtes anzuziehen. – Wenn Sie beim Ihrem Heuschnupfen mal zu spät an *Mercurius solubilis* denken, ist sicherlich dieser sein ihm verwandter Abkömmling vorzuziehen.

<table>
<tr><td>**Zusammenfassung**</td><td colspan="2">**krampfhaftes Niesen**</td></tr>
<tr><td></td><td>**Sabadilla D6**
draußen; erschüttert den ganzen Körper;
Nase und Augen laufen über</td><td>3x täglich</td></tr>
<tr><td></td><td>**Pulsatilla D30**
draußen; geht trotzdem in die kühle Luft;
voller Widersprüche</td><td>1x täglich</td></tr>
<tr><td></td><td>**Cyclamen D12**
draußen; Augen flimmern, rasendes Hämmern
in der Stirn</td><td>2x täglich</td></tr>
<tr><td></td><td>**Phosphorus D30**
draußen; geht trotzdem in die frische Luft;
Nasenbrennen mit wenig Ausfluss</td><td>1x täglich</td></tr>
<tr><td></td><td>**Cinnabaris D4**
draußen; Niesen und Husten wie zum Platzen;
Nase, Nebenhöhlen und Nasenwurzel drücken und klopfen</td><td>3x täglich</td></tr>
</table>

Niesen draußen schlimmer

Die frische Luft, warm oder kühl, ist natürlicherweise etwas Angenehmes. Denn die Berührung mit der Natur füllt unsere Seele mit Lebenssaft. Unangenehm ist sie nur denen, die ein muffiges Zimmer vorziehen. Und das Unangenehmste ist deren Kranksein. Nehmen wir es vorerst so an, wie es ist, dann haben wir den ersten Schritt zu seiner Überwindung gewagt. Der zweite Schritt ist die Begegnung mit der Arznei.

Arsenicum album D30
1 Gabe
täglich

erleichtert nicht: Wenn Sie es wagen sollten, nach draußen zu gehen, werden Sie das einflutende Licht mit einer kärglichen Sonnenbrille dämmen. Unter den wässrig geschwollenen Lidern tränen die wunden Augen jetzt weniger. Dafür schießt ein heißer, wässriger

Fluss aus den wunden Nasenlöchern. Durch das vereinzelte, schwungvolle Niesen fliegt Ihre Brille von der Nase. Sowohl der mangelnde Augenschutz als auch das *Niesen erleichtern* ihren beklagenswerten Zustand *nicht*. Sie eilen zurück nach drinnen, lutschen Arsenicum album, hüllen sich in Decken, stellen die Heizung hoch oder setzen sich auf den Kachelofen. Denn außer der Arznei *beschwichtigt nur die intensive Wärme* das ungeheure *Brennen*.

Sabadilla D6
3 x 1 Gabe
täglich

krampfhaft, sucht Wärme: Eigentlich wissen Sie nicht, was zuerst krampft. Das Niesen in der *frischen, kühlen* Luft oder Ihre *Nasenwurzel*. Was soll es! Sie wissen, dass Ihre *Nasenlöcher abwechselnd verstopfen* und doch die Augen und Nase überreichlich fließen; dass Sie täglich *zur gleichen Stunde fiebern* und Sie trotzdem *frieren*. Mit kalter, feuchter, faltiger Stirn starten Sie mittels Sabadilla den Versuch einer Erlösung, mit dessen Erfolg Sie gewiss zufrieden sein werden. Inzwischen bleiben Sie drinnen und packen sich gut warm ein.

Cyclamen D12
2 x 1 Gabe
täglich

krampfhaft, nervös: Dieser Rat gilt auch jenen eher weiblichen Geschädigten. Denn ihre Blutarmut hat sie kalt, frostig, schwach und *erschöpft* werden lassen. Trotzdem nerven sie ihre Umgebung mit ihrer *nervösen* und traurigen Unruhe. Diese wiederum ist die Folge von *Schwindel* und *Flimmern* vor ihren *trockenen*, hitzigen Augen. Während der Einnahme von Cyclamen bewegen Sie sich leicht auf und ab. Denn Arznei und Bewegung verbessern Ihren Heuschnupfen, Ihre Nervosität und vermeiden das Erschüttern Ihres bereits geschwächten Körpers durch *krampfhaftes* Frischluft-Niesen

Beschäftigen wir uns noch mit jenen Geplagten, die zwar den *unwiderstehlichen Wunsch nach draußen* äußern, aber ihm einfach nicht nachgeben können, weil sich ihre Beschwerden in höchstem Maße unerträglich verschlimmern.

Phosphorus D30
1 Gabe
täglich

zwanghaft, sucht frische Luft: Kaum draußen, wird der Erste unter ihnen von einem Zwang zum Niesen gerüttelt, das sich drinnen seltener und häufig nur versagend ankündigt. Also muss er drinnen bleiben, was ihm besonders schwer fällt, denn er ist ein Kind des

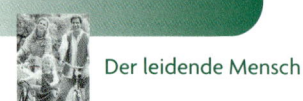

Lichtes, der Sonne und ihres Glanzes. Wenn es ihm gut geht, versteht sich! Einmal krank, fällt er in die Schattenzonen des Lichterglanzes. Beginnend in der *Dämmerung*, die ganze Nacht über. Er fröstelt, und schon nimmt der Katarrh ohne Phosphorus im *Hals* seinen *Ursprung*. Steigt nach oben, überschüttet die Augen mit feurigen Tränen, die Nase mit wenig wund machendem Sekret. Steigt nach unten, überfällt die Bronchien mit einem trockenen, wunden Heuasthma, das sich mit einem *tiefen*, sonoren, *hohlen*, kitzelnden *Bellhusten* Ausdruck verschafft, besonders wenn er *reden, essen, sich niederlegen* möchte. Am besten ist es, Sie bleiben die Nächte auf, lassen Licht brennen, essen und trinken nur Kaltes und schlafen tagsüber. Aber bitte nur auf die rechte Seite legen; Ihre linke zieht so manches Üble nach sich! Wenn Sie krank sind, versteht sich!

Sanguinaria D6

3 x 1 Gabe

täglich

meidet Kälte, Zugluft: Er *möchte* auch *raus* wie der Vorige, weil er sich gleichfalls nach *frischer Luft* sehnt. Und wir glauben es ihm leicht, wenn wir sein aufgedunsenes Gesicht mit den *rot bemalten Wangen* anschauen. Aber er geht nicht raus, denn er verabscheut *Licht, Kälte, Zugluft, jeglichen Wetterwechsel*, vor allem *von trocken zu feucht* oder zu *heiß*. Und obendrein muss er fürchterlich niesen. So wie seine Wangen glühen, *brennt alles* an und in ihm: die trockenen, faltigen Hände und Füße, die geröteten Augen, der spärliche, wässrige, wund machende Nasenfluss, die *dumpf drückende Nasenwurzel*, der äußerst trocken geschwollene Rachen, die wunde Brust. Geruch und Geschmack schwinden oder der *Geruchssinn ist überempfindlich* gegen Blumen und Speisegerüche. Die Schleimhäute vom Rachen abwärts fühlen sich an, als ob sie durch die Trockenheit einrissen. Vergeblich versucht sein Körper durch heftigen Durst die hitzige Austrocknung zu benässen. Besonders nachts, bei Kälte und Zugluft kitzelt es in der oberen Brust, was einen hartnäckigen, trocken böllernden, hohlen Husten auslöst, der derart sticht und brennt, dass er sich aufsetzen muss. Gelegentlich spuckt er dabei *rostfarbenen* Auswurf aus, falls ihm nicht schon vorher einfiel, sich Sanguinaria zu gestatten. Nach dem Husten ertönt ein lautes, leeres oder *säuerliches Aufstoßen*, dessen Luftstrom fürchterlich stinkt. Vielleicht hören wir noch von einem *periodisch*, meist einmal wöchentlich auftretenden, *rechtsseitigen*

Kopfweh, dessen hämmernde Schmerzen vom Nacken bis übers rechte Auge *mit der Sonne steigen und fallen*, das nach Dunkel, Ruhe, Liegen, nach frischer Luft und erleichterndem Erbrechen verlangt. Dann hätten wir ein rundes Bild.

Sanguinarium nitricum D6

3 x 1 Gabe
täglich

alles brennt: Dieser gleicht dem Vorigen in seinem Wunsch, nach draußen zu gehen, und in seinem *Brennen*. Es ist jedoch noch einen Deut *intensiver*. Die Nase ist zwar hinten ebenso *verstopft*, aber *gleichzeitig fließt* es aus Augen und Nase, und wir ziehen Sanguinarium nitricum der oberen Arznei vor. Auch ihm bleibt die *frische Luft* vergönnt, denn sie und *Zugluft* verübeln Nase und Niesen.

Zusammenfassung

Niesen draußen schlimmer

Arsenicum album D30 mit scharfem, tränenarmem Nasenfluss	1x täglich
Sabadilla D6 mit wässrigem, tränenreichem Nasenfluss	3x täglich
Cyclamen D12 krampfhaft; Sehstörungen, Stirnkopfschmerz	2x täglich
Phosphorus D30 brennend; möchte nach draußen, kann aber nicht	1x täglich
Sanguinaria D6 mit brennendem, tränenarmem Nasenfluss	3x täglich
Sanguinarium nitricum D6 mit brennendem, tränenreichem Nasenfluss	3x täglich

Niesen drinnen schlimmer

„Natürlich muss ich draußen niesen, da fliegen ja die Pollen!" Das ist eine geläufige Aussage Heuschnupfen-Kranker. Aber „natürlich" ist sie nicht, nur logisch. Was ist schon logisch außer Allgemeingültigem! Und um allgemeines Gut kümmern sich weder die Natur noch die homöopathische Arzneifindung. Das Unlogische ist das Wesentliche. Unverständlich? Weshalb sollten wir uns um unwesentliches Verständnis bemühen! Das Wesentliche können wir nur zwischen den Zeilen, zwischen den ausgesprochenen Worten erahnen, aus

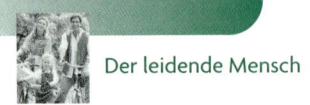
dem, was der Kranke verschweigt, aber durch seine Haltung und durch sein Verhalten trotzdem vermittelt.

Allium cepa D3

1 Gabe
stündlich zu
je 20 Kügelchen

wie besessen: In diesem Sinne gibt es eben Menschen, die drinnen niesen. Das ist schon unlogischer, dafür aber wesentlicher. Nehmen wir die Erscheinungen wie sie sind, ohne mit nervbohrendem „Warum?" zu hinterfragen. Dann fällt uns der Alltag leichter und die Arzneiwahl auch. Ein besessenes Niesen erdröhnt zwischen bitzelndem, *mildem* Augenwasser und *wässrigem, ätzendem*, kribbelndem Schnupfen, das sie *erlösend* der *frischen Luft* übergeben. Sie können aber auch zu Allium cepa greifen, wenn Sie vermeiden wollen, dass sich das Gedröhns beim Schließen der Fenster wiederholt.

Jodum D12

2 x 1 Gabe
täglich

unaufhörlich, alles brennt: Ihnen ergeht es ähnlich. Drinnen niesen Sie unaufhörlich. Aber nichts Mildes können Sie empfinden. Alles *brennt, stockt drinnen, morgens*, in der geringsten Wärme jeglicher Art und fließt *draußen* heftig *ätzend*. Wenn Sie bei allem Übel unaufhörlich am Futtern sind und trotzdem abnehmen, dann dürfte Jodum für Sie die richtige Lösung sein. Nicht nur für Ihr äußerliches Brennen, sondern auch für Ihr innerliches Verbrennen, das Ihre Erscheinung *blass, kalt* und *bläulich* verändert hat und Sie mit Kraft raubenden *Nachtschweißen* plagt. Da hilft auch kein Seeurlaub mehr. Dort gibt es zu viel *Jod* in der Luft. Gönnen Sie sich die frische Luft der Berge. Das garantiert Ihnen weniger Tourismus und raschere Heilung. Nicht vergessen, die Arznei einzupacken!

Kalium jodatum D4

3 x 1 Gabe
täglich

ab 3 Uhr: Durch die *Jod*-Komponente ähnelt diese Arznei in ihrer Wirkung der vorigen. Weder Fluss noch Niesen unterscheiden sie. Sollte sich aber in Ihrer *Nasenwurzel* ein Druck festkrallen, der beim *Bücken*, im *Warmen*, in *feuchter Kälte* und ab *3 Uhr* morgens wesentlich spürbarer wird, dann freunden sie sich lieber mit Kalium jodatum an. „3 Uhr" ist nämlich das Stichwort für die *Kalium*-Komponente. Auch wenn sich gelegentlich Husten zugesellen sollte, der Ihnen vor *5 Uhr* keinen Schlaf genehmigen wird.

Arsenicum jodatum D6

3 x 1 Gabe

täglich

zwischen 0 und 3 Uhr: Umgekehrt ist es bei dieser Arznei. In ihr wirkt der *Arsen*-Anteil stärker als der *Jod*-Anteil. Allerdings brennen Sie die ganze Nacht hindurch mit Schmerzspitzen zwischen *Mitternacht* bis *3 Uhr* und meiden tags die *feuchte Wärme*, während Sie sich mit Arsenicum jodatum füttern. Das wird Ihr häufig begleitend auftretendes *Fieber* und Ihr quälendes, *feuchtes Asthma* einigermaßen in Zaum halten.

Zusammenfassung

Niesen drinnen schlimmer

Allium cepa D3	3x täglich 20 Kügelchen
wie besessen; Augenwinkel bitzeln	
Jodum D12	2x täglich
unaufhörlich; viel ätzender Ausfluss; alles brennt höllisch	
Kalium jodatum D4	3x täglich
schlimmer um 3 Uhr; draußen schleimiger, scharfer, tränenreicher Nasenfluss	
Arsenicum jodatum D6	3x täglich
schlimmer um 0 bis 3 Uhr; drinnen dünner, scharfer, tränenreicher Nasenfluss	

Beachte:

Sollten Sie hier die Eigenwilligkeiten Ihres Niesens nicht gefunden haben, dann steht Ihnen die Anwendertabelle zum Studium bereit.

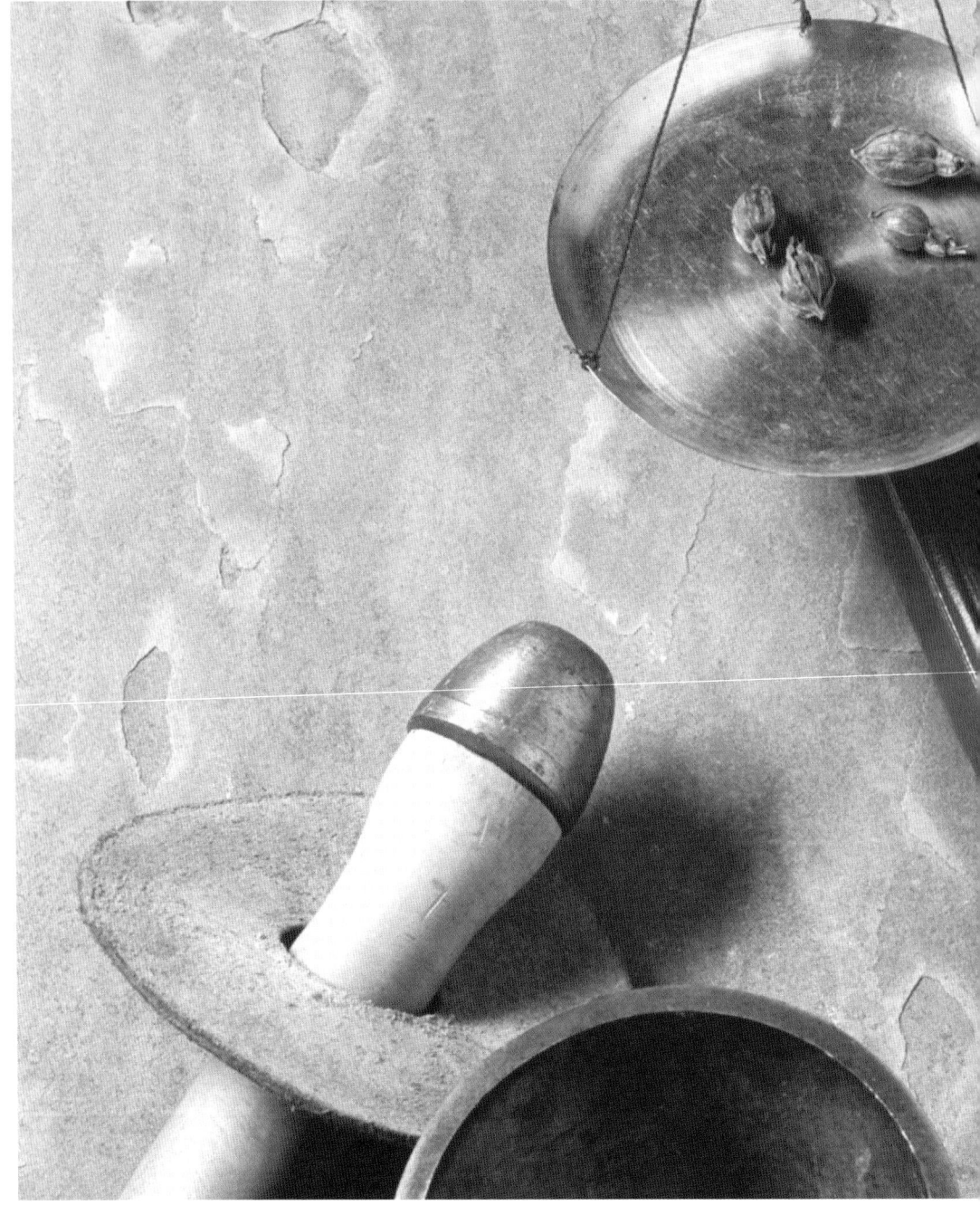

Übersicht (Anwendertabelle)

Allergene, Bakterien oder Viren verursachen an den Schleimhäuten der Atemwege entzündliche Schwellungen und regen deren feine Drüsen zu Absonderungen an. Dabei ist es in der Homöopathie kaum von Bedeutung, wer nun der Verursacher ist, das Ergebnis der Schwellung und Absonderung ist ähnlich. Sowohl bei einer Erkältung als auch beim Heuschnupfen können Augen und Nase trocken geschwollen sein oder von Tränen überfließen oder der Betroffene kann vom Niesen erschüttert werden. Bei einer allergischen Entzündung allerdings jucken die Schleimhäute vermehrt und die verändernden Wetterumstände (→ *Modalitäten*) bewegen sich zwischen Frühjahr und der letzten Heuernte Ende August. Deshalb darf ich Ihnen raten, letztlich immer alle Tabellen nach Ihren Beschwerden und nach Ihrer Arznei zu durchforsten.

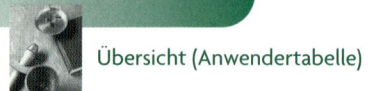

Heuschnupfen

(→ *Schnupfen*)

Person mit Heuschnupfen

Cyclamen D12   2 x täglich
eher bei schlanken Frauen mit Übertreibung ihrer Beschwerden

Pulsatilla D30   1 x täglich
eher bei rundlichen Frauen mit in sich widersprüchlichen Beschwerden

Naphthalinum D3   3 x täglich 20 Kügelchen
eher bei Männern; wunde, geschwollene
Nase und Augen; Heuasthma

Vorbeugung bei Heuschnupfen

Acidum formicicum D30   wöchentlich
im Akutfall

Acidum formicicum D200   monatlich
ab Januar bis April unter die Haut spritzen; zusätzlich:

Galphimia glauca D4   3 x täglich
bis zum Beginn des Heuschnupfens; wirkt gegen allergischen Prozess

Pollen LM6   1 x täglich abends
sobald der Pollenflug beginnt

> **Beachte:**
>
> Die beste Vorbeugung ist die personenbezogene Arznei
> (→ *Einleitung*)!

Auslösung Wetter beim Heuschnupfen

Arsenicum album D30   1 x täglich
je kühler und feuchter das Wetter

Sabadilla D6   3 x täglich
je kühler und frischer die Luft

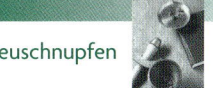

Gelsemium D30 1 x täglich
je wärmer und feuchter das Wetter

Jodum D12 2 x täglich
je heißer und schwüler das Wetter

Lachesis D30 1 x täglich
beim ersten warmen Sonnenstrahl; Kopfschmerz, Halsenge

Sarsaparilla D6 3 x täglich
besonders an schönen, trockenen Tagen; fließend oder schleimig mit
verstopfter Nase; rauer Kitzelhusten im Kehlkopf

Allium cepa D3 stündlich 20 Kügelchen
im Frühjahr und im August; Nase fließt drinnen

Gelsemium D30 1 x täglich
im Frühjahr und im August bei Einbruch warmer, schwüler, föhniger
Tage; Nase fließt morgens und drinnen

Dulcamara D30 1 x täglich
im Frühjahr und im August bei Wetterwechsel zu feucht, kühle
Abende; Nase stockt drinnen

Naja D30 1 x täglich
im Frühjahr und im August; Heuasthma mit Herzbeschwerden;
verlangt nach Wärme

Absonderung beim Heuschnupfen

- **Heuschnupfen mit fließender Nase**

Allium cepa D3 stündlich 20 Kügelchen
wund machender Nasenfluss, milde Tränen; drinnen schlimmer

Kalium jodatum D4 3 x täglich
wund machender Nasenfluss, schorfige Nase, wunde geschwollene
Augen, Druck an der Nasenwurzel; drinnen schlimmer

Arsenicum album D30 1 x täglich
brennender Nasenfluss, brennende Tränen; draußen schlimmer

Euphrasia D12 2 x täglich
milder Nasenfluss, reichlich wund machende Tränen

Natrium muriaticum D30 1 x täglich
wässriger, durchsichtiger, schaumiger Nasenfluss; Erkältungsbläschen
an Nase und Lippen

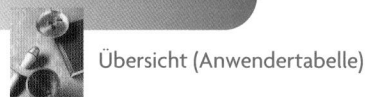
Jodum D12   2 x täglich
alles brennt, vor allem drinnen; im Frühjahr und im Herbst schlimmer

Badiaga D6   3 x täglich
plötzlich fließender Nasenfluss, wund machende Tränen;
Wundgefühl der berührungsempfindlichen Haut

- ## Heuschnupfen mit schwer auszuschnäuzendem Schleim

Sticta D6   3 x täglich
Völlegefühl in der Nasenwurzel; Sie schnäuzen sich zwanghaft,
aber erfolglos die Nase

Sanguinarium nitricum D6   3 x täglich
Völlegefühl in den hinteren Nasenlöchern, Schnäuzen öffnet nicht

Marum verum D6   3 x täglich
Völlegefühl in der ganzen Nase, Schnäuzen öffnet nicht

- ## Heuschnupfen mit krustiger Nasenschleimhaut

Sticta D6   3 x täglich
schwer ablösbare Krusten

Arum triphyllum D6   3 x täglich
haftende, blutende Krusten

Luffa D6   3 x täglich
trockene Krusten; drinnen schlimmer

Kalium carbonicum D12   2 x täglich
trockene Krusten, wunde, geschwollene Schleimhaut; eher drinnen schlimmer

---

- ## Heuschnupfen ohne Nasenfluss

Aconitum D30   bei Bedarf
Augen und Nase trocken, heiß, dick geschwollen

Euphorbium D6   3 x täglich
Augen und Nase heiß, jucken heftig oder Nase fließt schleimig

Histaminum hydrochloricum D6   3 x täglich
Augen und Nase schmerzhaft trocken; Nasenlöcher wie weit geöffnet

Sinapis nigra D4   3 x täglich
Nase heiß, geschwollen; nachmittags und abends

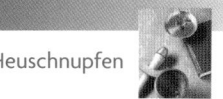

Naphthalinum D3 3 x täglich 20 Kügelchen
Nase wund, brennt, geschwollen; eher links

Sanguinaria D6 3 x täglich
Nase brennt; eher rechts

Arundo D6 3 x täglich
vordere Nasenlöcher, äußerer Gehörgang und Gaumen jucken heftig

Wyethia D6 3 x täglich
hintere Nasenlöcher und Gaumen jucken heftig

- ## Heuschnupfen ohne Tränenfluss

Aconitum D30 bei Bedarf
Augen und Nase dick, heiß, geschwollen; Sie frösteln, fühlen sich unruhig

Euphorbium D6 3 x täglich
Augen und Nase trocken, heiß, jucken stark

Histaminum hydrochloricum D6 3 x täglich
Nase schmerzhaft trocken; Nasenlöcher wie weit geöffnet

Cyclamen D12 2 x täglich
Augen trocken, heiß; Nase wässrig

- ## Heuschnupfen mit mildem Nasenfluss

Euphrasia D12 2 x täglich
Augen schwimmen in brennenden Tränen; Sie blinzeln wegen Lichtscheue

Dulcamara D30 bei Bedarf
drinnen schlimmer, Nase draußen und nachts verstopft;
Augen draußen reichlich wässrig fließend

Alumen chromicum D4 3 x täglich
reichlicher Nasenfluss; Augen rot, wässrig, wund, geschwollen

- ## Heuschnupfen mit mildem Tränenfluss

Allium cepa D3 stündlich 20 Kügelchen
Augenwinkel bitzeln; scharfer, tränenreicher Nasenfluss

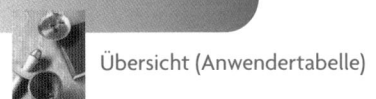

- ## Heuschnupfen mit verstopfter Nase

Luffa D6   3 x täglich
besonders drinnen in der Wärme; akut trocken verstopft

Kalium jodatum D4   3 x täglich
nur drinnen; fließt in der frischen Luft; wunde Nase läuft draußen

Kalium carbonicum D12   2 x täglich
nur drinnen; draußen Nase offen

Marum verum D6   3 x täglich
besonders drinnen; Nase vorn und hinten verstopft, unbeeinflusst
durch Niesen und Schnäuzen

Nux vomica D30   1x täglich
besonders drinnen und nachts; Tränen und Niesen im Freien

Allium cepa D3   stündlich 20 Kügelchen
drinnen und draußen schlimmer; heftig juckende, wässrig
fließende Nase, milde Tränen

Sticta D6   3 x täglich
drinnen und draußen schlimmer; Völlegefühl in der trockenen
Nasenwurzel, schnäuzt sich ständig erfolglos

Dulcamara D30   1x täglich
besonders draußen und nachts

Arsenicum album D30   1x täglich
besonders draußen; drinnen alles besser

Arum triphyllum D6   3 x täglich
chronisch; drinnen und draußen schlimmer; besonders nachts,
mit reichlich gelbem, scharfem Nasen- und Tränenfluss; Nasenflügel
geschwürig, rissig, verklebt

Sulfur D12   2 x täglich
chronisch; besonders morgens und drinnen; Nase wund, geschwürig,
dick, brennt

- ## Heuschnupfen mit verstopfter und gleichzeitig fließender Nase

Marum verum D6   3 x täglich
total verstopfte Nase, fließt aber draußen

Acidum succinicum D12   2 x täglich
Nase fließt zunächst, erst später zusätzlich verstopft

Sanguinarium nitricum D6   3 x täglich
drinnen und draußen schlimmer; hintere Nasenlöcher brennen bis zur Luftröhre

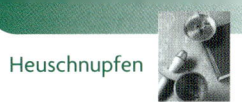

- **Heuschnupfen mit einer verstopften Nasenhälfte**

Aconitum D30 bei Bedarf
wechselhafte Seiten; Arznei nur zu Beginn verwenden!

Sabadilla D6 3 x täglich
anhaltend verstopft, mal diese mal jene Seite, besser im Warmen

Nux vomica D30 1 x täglich
nachts schlimmer, mal diese mal jene Seite

Histaminum hydrochloricum D6 3 x täglich
schmerzhaft trockene Hitze in der Nase, Kugel im Hals; besser draußen,
durch Kälte und kaltes Abwaschen

Sinapis nigra D4 3 x täglich
eher linke Seite; schlimmer nachmittags und abends

Ort der Störung (Lokalisation) beim Heuschnupfen

- **Seitenbezug des Heuschnupfens**

Naphthalinum D3 3 x täglich 20 Kügelchen
eher links; wunde, trockene, geschwollene Nase

Badiaga D6 3 x täglich
eher links; brennende, plötzlich fließende Nase

Lachesis D30 1 x täglich
eher links; verstopfte Nase; schlimmer drinnen, nachts gegen
Morgen und nach dem Schlafen

Sinapis nigra D4 3 x täglich
eher links; trockene, heiße, empfindlich geschwollene, juckende Nase,
beißt bis zu den Augen

Sanguinaria D6 3 x täglich
eher rechts; trockene, brennende Schleimhäute, periodisches Auftreten

- **Ausdehnung des Heuschnupfens**

Phosphorus D30 1 x täglich
beginnt im Rachen; Jucken, Kitzel, feuriges Brennen, als ob mit
Baumwolle verstopft

Wyethia D6 3 x täglich
beginnt im Rachen; Jucken am Gaumen und in den hinteren Nasenlöchern

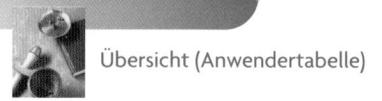

Sabadilla D6   3 x täglich
Ausbreitung in den Rachen; Kloß im Hals, trockenes Kratzen, Räusperzwang

Sanguinarium nitricum D6   3 x täglich
Ausbreitung in den Rachen; heiser; Sie müssen sich räuspern,
bevor Sie sprechen

Euphrasia D12   2 x täglich
Ausbreitung in den Rachen; Husten tagsüber durch Kehlkopfkitzel;
Schleimräuspern, Schleim schwer löslich

Allium cepa D3   stündlich 20 Kügelchen
Ausbreitung in den Rachen; berstender Kehlkopfhusten,
frische Luft lindert

Arsenicum jodatum D6   3 x täglich
Ausbreitung in die Bronchien; feucht brennende Schleimhäute,
schlimmer im Zimmer, bei feuchtwarmem Wetter

Sticta D6   3 x täglich
Ausbreitung in die Bronchien; trocken brennende Schleimhäute;
Kitzel hinter unterem Brustbein, Husten nachts

Euphorbium D6   3 x täglich
Ausbreitung in die Bronchien; trocken brennende Schleimhäute,
anhaltender Hackhusten durch Kitzel in der Brustmitte

Phosphorus D30   1 x täglich
Ausbreitung in die Bronchien; trocken brennende Schleimhäute,
heiser, schlimmer beim Reden und draußen

Naphthalinum D3   3 x täglich 20 Kügelchen
Ausbreitung in die Bronchien; trocken brennende Schleimhäute,
Lider stark geschwollen; eher links

Ranunculus bulbosus D6   3 x täglich
Ausbreitung in die Bronchien; trocken kitzelnde Schleimhäute,
heiser, Kehlkopfhusten; Muskeln schmerzen

Alumen chromicum D4   3 x täglich
Ausbreitung in die Bronchien; trocken kitzelnde, kratzende
Schleimhäute; Husten morgens mit reichlich klarem Schleim

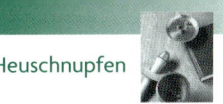

Verändernde Umstände (Modalitäten) beim Heuschnupfen

- **Heuschnupfen nur tagsüber, Schlaf ungestört**

Sinapis nigra D4 schlimmer nachmittags, 19 bis 21 Uhr	3 x täglich
Ranunculus bulbosus D6 schlimmer früh morgens, abends, bei Wechsel von Lage, Temperatur, Wetter, Zeiten	3 x täglich
Euphrasia D12 schlimmer morgens, abends, bei Wärme, bei Südwind	2 x täglich

- **Heuschnupfen besser draußen trotz innerem Frost und Frieren**

Aconitum D30 trotz anfänglichem Frösteln; Augen und Nase trocken	bei Bedarf
Allium cepa D3 trotz berstendem Husten beim Einatmen kalter Luft; Nase draußen frei	stündlich 20 Kügelchen
Nux vomica D30 trotz Kältescheu; Nase fließt draußen frei, ist drinnen und nachts verstopft	1 x täglich
Pulsatilla D30 trotz allgemeiner Frostigkeit; Nasenfluss stockt drinnen	1 x täglich
Kalium jodatum D4 auch wärmeempfindlich; Nase läuft draußen, drinnen verstopft	3 x täglich
Mercurius solubilis D30 trotz Kälteempfindlichkeit; Nase läuft dünn, ätzend, stinkend; Zunge schmutzig grau belegt	1 x täglich
Mercurius jodatus flavus D30 wie bei Mercurius solubilis, aber Zunge hinten schmutzig gelb belegt	1 x täglich
Acidum succinicum D12 trotz starkem Wärmebedürfnis; Nase läuft plötzlich wässrig, wund machend, später verstopft, aber rinnt weiter	2 x täglich
Marum verum D6 trotz Frostigkeit; Nase läuft draußen, obwohl sie total verstopft ist	3 x täglich

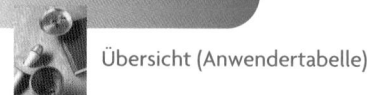

- **Heuschnupfen besser draußen, aber kann nicht raus**

Natrium muriaticum D30 wegen heftigem Kitzelhusten beim Übergang von draußen nach drinnen	1x täglich
Phosphorus D30 wegen kitzelndem Bellhusten beim Übergang von drinnen nach draußen	1x täglich
Sanguinaria D6 wegen Abscheu vor Zugluft, Kälte und Hitze	3x täglich
Sanguinarium nitricum D6 wegen Abscheu vor Zugluft und frischer Luft	3x täglich
Euphorbium D6 wegen Fieber	3x täglich

- **Heuschnupfen schlimmer draußen, geht aber trotzdem raus**

Pulsatilla D30 weil kühle, frische Luft allgemein bessert, trotz mehr Nasenfluss und Niesen	1x täglich
Cinnabaris D4 weil frische Luft die Nebenhöhlen belüftet	3x täglich

- **Heuschnupfen besser drinnen im Zimmer, in der Wärme**

Arsenicum album D30 liebt Hitze jeder Art; Nase fließt vermehrt draußen, wund machend	1x täglich
Gelsemium D30 liebt trockenes, warmes Wetter; Nase fließt vermehrt draußen, wund machend oder mild	1x täglich
Natrium muriaticum D30 verträgt keine Hitze; Nase fließt draußen dünn, schaumig	1x täglich
Alumen chromicum D4 Nase fließt vermehrt draußen und in der frischen Luft	3x täglich
Badiaga D6 Nase fließt plötzlich draußen in frischer Luft	3x täglich
Dulcamara D30 liebt trockenes, warmes Wetter; Nasenfluss stockt draußen	1x täglich
Cyclamen D12 bewegt sich in warmen Räumen; niest draußen krampfhaft	2x täglich
Silicea D12 hüllt sogar seinen Kopf warm ein; niest bei geringstem Luftzug	2x täglich

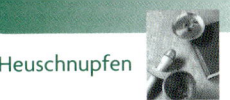

- **Heuschnupfen besser beim Niederlegen**

Sinapis nigra D4   3 x täglich
vor allem der heisere Hackhusten

Begleitbeschwerden beim Heuschnupfen

- **Heuschnupfen ohne Durst**

Pulsatilla D30   1 x täglich
sehr widersprüchliche Befindlichkeiten, mal Durst, mal keinen Durst

Nux vomica D30   1 x täglich
sehr verfroren

Gelsemium D30   1 x täglich
trotz Fieber mit Frost

Sarsaparilla D6   3 x täglich
trotz innerer Hitze

- **Heuschnupfen mit Fieber**

Arsenicum jodatum D6   3 x täglich
heftiges Niesen, heftiger Nasenfluss; schlimmer bei feuchter Wärme

Sabadilla D6   3 x täglich
Fieber immer zur gleichen Stunde, trotzdem Frost

Euphorbium D6   3 x täglich
Augen und Nase trocken, hitzig, brennend

Arum triphyllum D6   3 x täglich
geschwürige, rissige, verklebte Nase; Sie lieben es, darin zu bohren

- **Heuschnupfen mit Flimmern vor den Augen**

Gelsemium D30   bei Bedarf
rote, geschwollene Bindehaut

Cyclamen D12   2 x täglich
trockene, heiße Bindehaut

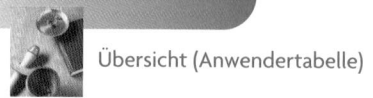

- ## Heuschnupfen mit Frösteln

Aconitum D30
Sie gehen trotzdem nach draußen
bei Bedarf

Mercurius solubilis D30
Sie brauchen kühle Luft
1x täglich

Gelsemium D30
Sie sitzen an der Heizung
1x täglich

Arsenicum album D30
Sie sitzen auf der Heizung
1x täglich

Sabadilla D6
Sie liegen in der heißen Badewanne, trotz Fieber zur gleichen Stunde
3x täglich

Silicea D12
Sie liegen im warmen Bett und ziehen die Decke über den Kopf
2x täglich

Acidum succinicum D12
Sie hüllen sich warm ein und öffnen die Fenster
2x täglich

Phosphorus D30
Sie möchten gern raus, aber können nicht wegen Hustenanfall beim Hinausgehen
1x täglich

Pulsatilla D30
Sie gehen trotzdem raus, langsame Bewegung in kühler Frischluft bessert allgemein
1x täglich

Mercurius solubilis D30
Sie gehen trotzdem raus, kühle Frischluft bessert Brennen
1x täglich

Marum verum D6
Sie gehen trotzdem raus, Frischluft regt die verstopfte Nase zum gleichzeitigen Fließen an
3x täglich

- ## Heuschnupfen mit heftig juckendem Gaumen

Arundo D6
und Jucken der vorderen Nasenlöcher und des äußeren Gehörgangs
3x täglich

Wyethia D6
und Jucken der hinteren Nasenlöcher
3x täglich

Nux vomica D30
Jucken dehnt sich in den Kehlkopf und die Luftröhre aus
1x täglich

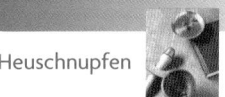

- **Heuschnupfen mit Geruchsverlust**

Natrium muriaticum D30 zusätzlich:	bei Bedarf
Luffa D6 verstopfte Nase; oder:	3 x täglich
Arundo D6 fließende Nase	3 x täglich
Cyclamen D12 fließende Nase, krampfhaftes Niesen, Stirnkopfschmerz, Augenflimmern	2 x täglich
Sanguinarium nitricum D6 fließende und gleichzeitig hinten verstopfte Nase	3 x täglich

- **Heuschnupfen mit Geruchs- und Geschmacksverlust**

Natrium muriaticum D30 während und nach Heuschnupfen anhaltend; alles taub	1 x täglich
Pulsatilla D30 während des Heuschnupfens; alles mild	1 x täglich
Sanguinaria D6 während des Heuschnupfens; alles brennt	3 x täglich

- **Heuschnupfen mit Lichtscheue**

Arsenicum album D30 Sie bleiben drinnen, tragen einfache, dunkle Augengläser	1 x täglich
Phosphorus D30 Sie gehen raus, tragen auffallend modische Sonnenbrille	1 x täglich
Euphrasia D12 Sie blinzeln draußen, verdunkeln drinnen das Zimmer	2 x täglich
Mercurius solubilis D30 Sie müssen raus; meiden Heizungen, Ofenhitze, Kaminfeuer und künstliches Licht	1 x täglich
Lachesis D30 am schlimmsten morgens, nach dem Erwachen aus dem Schlaf, auch nach einem Schläfchen tagsüber	1 x täglich

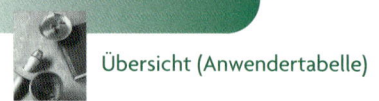

- **Nasenwurzel schmerzt beim Heuschnupfen**

Sabadilla D6
krampfender Schmerz; es zieht Ihnen die Stirn zusammen | 3 x täglich

Sanguinarium nitricum D6
brennender, juckender Schmerz | 3 x täglich

Kalium jodatum D4
drückender Schmerz; im Warmen, beim Bücken; um 3 Uhr schlimmer | 3 x täglich

Silicea D12
drückender, juckender Schmerz, auch Eingang der Ohrtube | 2 x täglich

Ranunculus bulbosus D6
drückender, juckender Schmerz; auch in der hinteren Nase | 3 x täglich

Arum triphyllum D6
bohrender Schmerz | 3 x täglich

Sticta D6
drückender Schmerz bei Völlegefühl | 3 x täglich

Cinnabaris D4
drückender, juckender Schmerz, auch in den Nebenhöhlen | 3 x täglich

Euphorbium D6
juckender Schmerz | 3 x täglich

Sonderfall: Niesen

- **anhaltendes Niesen**

Allium cepa D3
drinnen; milde Tränen, wunde Nase | stündlich 20 Kügelchen

Kalium jodatum D4
drinnen; wunde, schorfige Nase | 3 x täglich

Arsenicum jodatum D6
drinnen; dünner, scharfer, tränenreicher Nasenfluss | 3 x täglich

Natrium muriaticum D30
morgens nach dem Aufstehen; dünner, schaumiger Nasenfluss | 1 x täglich

Sanguinaria D6
draußen; Schleimhäute brennen, eher rechts, wenig Nasenfluss | 3 x täglich

Sanguinarium nitricum D6
draußen; zugluftempfindlich, viel Nasenfluss | 3 x täglich

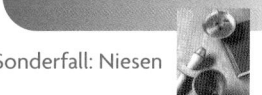

- ## krampfhaftes Niesen

Sabadilla D6	3 x täglich
drinnen; erschüttert den ganzen Körper, Nase und Augen laufen über	
Pulsatilla D30	1x täglich
draußen; Sie gehen trotzdem in die frische Luft	
Cyclamen D12	2 x täglich
draußen; Augen flimmern, rasendes Hämmern in der Stirn	
Natrium muriaticum D30	1x täglich
morgens; wässriges, scharfes, schaumiges Nasefließen; Herpesbläschen	
Phosphorus D30	1x täglich
draußen; Brennen mit wenig Nasenfluss	
Cinnabaris D4	3 x täglich
draußen; Niesen und Husten zum Platzen; Heuschnupfen sitzt in Nase und Nebenhöhlen; Nasenwurzel drückt und klopft	
Naphthalinum D3	3 x täglich 20 Kügelchen
eher drinnen; Nase ohne Ausfluss; eher links	

- ## Niesen morgens

Natrium muriaticum D30	1x täglich
ununterbrochen nach dem Aufstehen	
Nux vomica D30	1x täglich
beim ersten Luftzug; Sie reißen das Fenster auf	
Silicea D12	2 x täglich
beim ersten Luftzug; Sie schließen Fenster und Türen	
Lachesis D30	1x täglich
nach dem Erwachen, den ganzen Morgen, nach jedem Schlaf; Sie lieben Kälte	
Naja D30	1x täglich
wie bei Lachesis, mit Herzbeschwerden; doch Sie lieben Wärme	

- ## versagendes Niesen

Natrium muriaticum D30	1x täglich
morgens	
Phosphorus D30	1x täglich
drinnen	

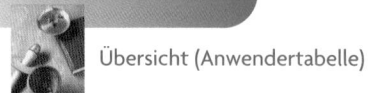
Silicea D12 draußen	2 x täglich
Euphorbium D6 überall; heftiger Niesreiz, juckende Stirnhöhle	3 x täglich

- **Niesen draußen, in der frischen Luft**

Arsenicum album D30 Niesen mit scharfem, tränenarmem Nasenfluss	1 x täglich
Cyclamen D12 krampfhaftes Niesen; Sehstörungen, Stirnkopfschmerz	2 x täglich
Phosphorus D30 brennendes Niesen; Sie müssen nach draußen, können aber nicht	1 x täglich
Sabadilla D6 Niesen mit wässrigem, tränenreichem Nasenfluss	3 x täglich
Sanguinaria D6 Niesen mit brennendem, tränenarmem Nasenfluss	3 x täglich
Sanguinarium nitricum D6 Niesen mit brennendem, tränenreichem Nasenfluss	3 x täglich
Badiaga D6 Auge und Nase mit brennendem, plötzlichem Nasenfluss	3 x täglich

- **Niesen drinnen, in der Wärme, im Zimmer**

Allium cepa D3 juckender Nasenfluss; Augenwinkel bitzeln	stündlich 20 Kügelchen
Jodum D12 viel ätzender Nasenfluss	2 x täglich
Kalium jodatum D4 brennender Nasenfluss; draußen schleimiger, scharfer, tränenreicher Nasenfluss	3 x täglich
Arsenicum jodatum D6 brennender, dünner, scharfer, tränenreicher Nasenfluss	3 x täglich
Histaminum hydrochloricum D6 wenig brennender Nasenfluss	3 x täglich

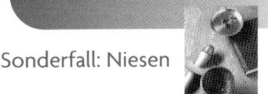

- ## Niesen erleichtert nicht, öffnet die Nase nicht

Aconitum D30   bei Bedarf
öffnet die anfänglich wechselhaft verstopfte Nase nicht

Arsenicum album D30   1x täglich
öffnet die drinnen verstopfte Nase nicht; nur Wärme erleichtert

Sticta D6   3 x täglich
öffnet das Völlegefühl in der Nasenwurzel nicht

Marum verum D6   3 x täglich
öffnet das Völlegefühl in den vorderen Nasenlöchern nicht

- ## Niesen mit Stirnkopfschmerz

Aconitum D30   bei Bedarf
pulsierend im Beginn

Sabadilla D6   3 x täglich
bei erschütterndem Niesen; Sie legen Ihre Stirn in Falten

Nux vomica D30   1x täglich
wie verkatert von oben bis unten

Sticta D6   3 x täglich
bei Völle in der Nase und bei unstillbarem Quälhusten

Cyclamen D12   2 x täglich
hämmernd, rasend

Luffa D6   3 x täglich
drückend; Nebenhöhlen beteiligt

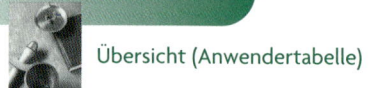

Heuasthma

(→ *Asthma, Bronchitis*)

Auslösung Wetter beim Heuasthma

Ipecacuanha D4 3 x täglich
feuchtwarm, schwül; Angst sitzt in der Brust, Brustschwere;
drohende Erstickung; Sie können sich nicht bewegen!

Lachesis D30 1x täglich
feuchtwarm, schwül; Erstickungsgefühl gegen Morgen,
beim Erwachen; Schweiße erleichtern

Arsenicum jodatum D6 3 x täglich
feuchtwarm, schwül; um Mitternacht bis 3 Uhr mit Unruhe, Angst,
Brennen

Sulfur D12 2 x täglich
im Sommer; rote, runde, kräftige oder schlanke Menschen mit
hängenden Schultern; schauen irgendwie immer ungepflegt aus

Jodum D12 2 x täglich
im Sommer; Person beängstigend bang, aufgeregt schon bei
geringer Wärme; Fließschnupfen

Psorinum D200 1x wöchentlich
im Sommer; äußerst kälteempfindlicher Mensch, kurzatmig
im Freien; legt sich nieder (!); Wundheit hinter dem Brustbein

Verändernde Umstände (Modalitäten) beim Heuasthma

- **Zeiten des Heuasthmas**

Arsenicum album D30 1x täglich
genau nach Mitternacht bis 3 Uhr; Angst zu ersticken, große
Unruhe, kalte Schweiße überall; Brust wund, brennt; brennender
Durst, aber trinkt kaum; heftiges Frösteln, hüllt sich in Decken,
doch der Kopf braucht frische Luft

Kalium carbonicum D12 2 x täglich
3 bis 4 Uhr; atmungsunabhängige Stiche rechte, untere Brustseite

Kalium jodatum D4 3 x täglich
3 bis 5 Uhr; Stiche hinter dem Brustbein und tief im Brustinnern

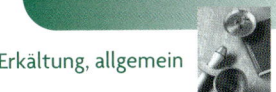

Natrium sulfuricum D12
4 bis 5 Uhr; Husten mit reichlich eiweißartigem Schleim;
später grünlich

2 x täglich

- **Heuasthma schlimmer am Meer**

Natrium muriaticum D30
oder eindeutige Besserung, aber Verschlechterung gleich nach
dem Meeresaufenthalt

1 x täglich

Jodum D12
jodhaltige Seeluft!

2 x täglich

Begleitbeschwerden beim Heuasthma

(→ *Asthma, Bronchitis*)

Erkältung, allgemein

(→ *Schnupfen, Husten*)

Vorbeugung und Beginn der Erkältung

Camphora D1
ab kaltfeuchter Jahreszeit vor Verlassen des Hauses einnehmen

1 x täglich morgens 1 Tropfen

Influencinum D200
ab Oktober unter die Haut spritzen lassen
(notfalls auch Kügelchen einnehmen)

1 x monatlich

Influencinum D30
desgleichen bei beginnender Erkältung

1 x wöchentlich

Tuberculinum bovinum D200
3 x insgesamt ab Herbst; bei jährlichen Rückfällen

2-wöchentlich

Aconitum D30
plötzlicher Beginn, eher bei schlanken, kantigen Menschen;
trockenes Kratzen in Nase und Hals

bei Bedarf

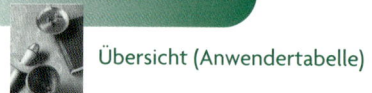
Belladonna D30   bei Bedarf
plötzlicher Beginn, eher bei runden, dicklichen Menschen;
brennendes Kratzen in Nase und Hals

Auslösung der Erkältung

Aconitum D30   bei Bedarf
Zugluft, Wind, Sturm

Belladonna D30   bei Bedarf
Entblößung, nach Frisörbesuch; Kopfschmerz, Nackenkrampf

Lachesis D30   1x täglich
Frühjahrsgrippe mit Kopfschmerzen und äußerst
berührungsempfindlichem Hals

Hepar sulfuris D30   1x täglich
Sommergrippe an schönen, trockenen, windigen Tage;
Sie lieben feuchte Wärme

Causticum D30   1x täglich
Sommergrippe an schönen, trockenen Tagen; Sie lieben Trübwetter

Bryonia D30   1x täglich
Sommergrippe an schönen, trockenen, heißen Tagen;
Sie lieben lauwarmen Regen

Gelsemium D30   1x täglich
Sommergrippe an feuchtwarmen, schwülen, föhnigen Tagen;
beim Einbruch warmer Tage nach Kälte; Sie fühlen sich schlapp,
apathisch mit Hinterkopfschmerz

Antimonium crudum D30   1x täglich
Sommergrippe nach Kaltbaden an heißen Tagen, nach Aufenthalt
im kühlen Freibad; Zunge dick weiß belegt; Halsweh, Husten, Durchfall

Dulcamara D30   1x täglich
Sommergrippe beim abendlichen Draußensitzen, wenn die Tage
empfindlich abkühlen; Herbstgrippe bei Nässe, Kälte; Unterkühlung,
Durchnässung; Stockschnupfen, wunder Rachen

Nux vomica D30   1x täglich
Herbstgrippe bei trockener Kälte, bei Zugluft, bei Durcheinander
im Wetter; nachts Nase zu, dadurch gestörter Schlaf

Rhus tox D30   1x täglich
Herbstgrippe bei trockener oder feuchter Kälte, chronische
Unterkühlung; nach Überanstrengung; nächtliche Unruhe

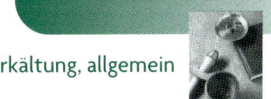

Natrium sulfuricum D12   2 x täglich
Herbstgrippe bei Feuchtigkeit, Nebel; jeden Herbst aufs Neue

Thuja D12   2 x täglich
Herbstgrippe bei Nässe, Kälte; nachts Nase zu bis 4 Uhr,
Sie schlafen erst danach ein

Silicea D12   2 x täglich
Grippe jeden Winter; Sie frösteln den ganzen Winter über; tragen
warme Wollmützen

Arsenicum album D30   1 x täglich
Grippe immer im November; Sie tragen viel Wolle, aber nicht am Kopf

Psorinum D200   einmalig
Grippe den ganzen Winter über; Sie tragen am liebsten Pelze,
auch im Sommer

Pyrogenium D30   bei Bedarf
Wintergrippe beginnt im Hals, dieser ist wund, brennt; zusätzlich:

Phytolacca D6   3 x täglich
Wintergrippe beginnt im Hals, Rachen dunkelrot, Schmerz zieht
zu den Ohren, schmerzende Glieder

Ort der Störung (Lokalisation) der Erkältung

Sticta D6   3 x täglich
in der Nase

Phytolacca D6   3 x täglich
im Hals, dunkelroter Rachenring, harte empfindliche Lymphdrüsen

Phosphorus D30   1 x täglich
im Hals, Kratzen, Brennen

Kalium sulfuricum D6   3 x täglich
in den Bronchien, weißlich zähes Sekret

Gelsemium D30   1 x täglich
Kopfgrippe; Person matt, müde, friert; wunde Muskeln, wunde Nase,
Niesen; Bandkopfschmerz

Dulcamara D30   1 x täglich
Halsgrippe; wunder Hals, Augen tränen, Husten und Muskeln schmerzen

Eupatorium perfoliatum D30   1 x täglich
Brustgrippe; wunder Rachen, heiser, Kopfschmerz; „zerbrochene" Knochen

Bryonia D4   3 x täglich
Brustgrippe; tiefsitzender Hackhusten, besonders beim Übergang ins Warme

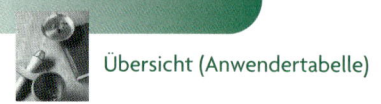
Rhus tox D30   1x täglich
Brustgrippe; tief sitzender Kitzelhusten gegen Abend; Niesen,
nächtliche Unruhe

Nux vomica D30   1x täglich
Magengrippe; Gefühl wie verkatert; Kopfschmerz, Nase trocken
verstopft, Kitzel in Nase und Rachen, Niesen

Baptisia D30   1x täglich
Magen-Darm-Grippe; faulige Stühle, fauliger Mundgeruch

Veratrum album D30   1x täglich
Darmgrippe im Sommer

Arsenicum album D30   1x täglich
Darmgrippe im Winter

Begleitbeschwerden bei Erkältung

Dulcamara D30   bei Bedarf
Bettnässen durch nasskalte Füße, durch Sitzen auf kalten Steinen

Pulsatilla D30   bei Bedarf
Bettnässen durch nasskalte Füße

Eupatorium perfoliatum D30   1x täglich
Müdigkeit, Mattheit, Zerschlagenheit; Knochen wie zerhackt

Rhus tox D30   1x täglich
Müdigkeit, Mattheit, Zerschlagenheit; Muskeln wie geprügelt

Causticum D30   1x täglich
Müdigkeit, Mattheit, Zerschlagenheit; wunde, zerschlagene Muskeln

Gelsemium D30   1x täglich
Müdigkeit, Mattheit, Zerschlagenheit; wundes Gefühl in den Muskeln

Natrium muriaticum D30   1x täglich
anhaltende Schwäche; blasser, schwacher, niedergeschlagener Mensch,
der nur liegen möchte

Castoreum D30   1x täglich
anhaltende Schwäche; abgeschaffte, abgehärmte Jugendliche,
die ihre Probleme nicht mehr bewältigen

Phosphorus D30   1x täglich
anhaltende Schwäche; im Wechsel rasch erschöpfte, rasch erholte Menschen

Influencinum D30   1x täglich
anhaltende Schwäche; Sie können sich nicht erholen, grippale
Erscheinungen dauern fort

Erkältung, Schnupfen

(→ *Erkältung, allgemein, Heuschnupfen*)

Auslösung des Schnupfens

Aconitum D30 bei Bedarf
kalter, trockener Wind; trockenes, unruhiges Fieber, Frösteln, Niesen

Lachesis D30 1x täglich
im Frühjahr oder bei frühlingsartigem Wetter; äußerst empfindlicher Hals

Gelsemium D30 1x täglich
im Sommer oder bei sommerlichem Wetter, wenn feuchtwarme
Tage auf Kälte folgen; Hitze und Frost gleichzeitig

Dulcamara D30 1x täglich
im Frühherbst oder bei frühherbstlichem Wetter

Nux vomica D30 1x täglich
im Herbst oder bei herbstlich kaltem Wetter; Halskratzen;
Nase fließt tagsüber, nachts verstopft

Arsenicum album D30 1x täglich
im Trauermonat November oder bei novemberlichem Wetter;
Nase verstopft, fließt draußen

Rhus tox D30 1x täglich
im Winter oder bei winterlichem Wetter

Camphora D1 stündlich 2 Tropfen
bei jedem Wetterwechsel; Nase sofort verstopft; Augendruck,
Stirnhöhlendruck, Kopfweh

Calcium carbonicum D12 2x täglich
bei jedem Wetterwechsel; plötzlich läuft klares Wasser aus der Nase

Thuja D12 2x täglich
bei jedem Wetterwechsel; Schleimhäute geschwollen, Nasenpolypen

Mercurius solubilis D30 1x täglich
bei jedem Wetterwechsel, bei feuchter Kälte; Nase verstopft, roh,
wund, dünnes Sekret ätzt die Oberlippe; Hitze wechselt mit Frost

Sanguinaria D6 3x täglich
bei jedem Wetterwechsel; Nase wund, wässriger Fluss mit viel Niesen;
Nasenwurzel schmerzt

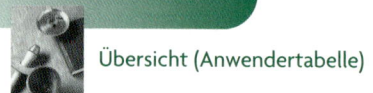

Absonderung beim Schnupfen

- ## Säuglingsschnupfen

Sambucus nigra D6   3 x täglich
weißlich zähes Sekret; auch Husten, Fieber

Sabadilla D6   3 x täglich
dünnes, dickes, weißklares Sekret; Ihr Kind fröstelt

Hydrastis D6   3 x täglich
gelb zähes, wund machendes Sekret

Kalium bichromicum D12   2 x täglich
Faden ziehendes, gummiartiges Sekret

Ammonium carbonicum D4   3 x täglich
anhaltend verstopfte Nase

- ## Fließschnupfen

Allium cepa D3   stündlich 20 Kügelchen
drinnen schlimmer; wund machender Nasenfluss, milde Tränen

Arsenicum album D30   1 x täglich
draußen schlimmer; brennender Nasenfluss, brennende Tränen, Niesen

Euphrasia D12   2 x täglich
milder Nasenfluss, reichlich wunde Tränen (erscheint oft vor Masern!)

Kalium jodatum D4   3 x täglich
wunde, schorfige Nase, wunde geschwollene Augen

Jodum D12   2 x täglich
im Frühjahr und im Herbst schlimmer; alles brennt, vor allem drinnen

Natrium muriaticum D30   1 x täglich
wässriger, durchsichtiger, schaumiger Nasenfluss; Erkältungsbläschen
an Nase und Lippen

Luesinum D200   bei Bedarf
Dauertropfen hängt an der Nasenspitze

Kalium sulfuricum D6   3 x täglich
wenn Fließschnupfen weißschleimig wird

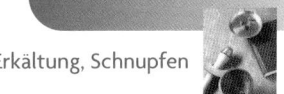

- **Stockschnupfen**

Luffa D6   3 x täglich
besonders drinnen in der Wärme; Nebenhöhlen beteiligt

Kalium jodatum D4   3 x täglich
stockt drinnen; fließt in der frischen Luft

Kalium carbonicum D12   2 x täglich
nur drinnen; draußen Nase offen

Nux vomica D30   1x täglich
besonders drinnen; nachts schlimmer

Dulcamara D30   1x täglich
besonders draußen

Arum triphyllum D6   3 x täglich
chronisch; besonders nachts mit gleichzeitig scharfem Sekret;
Nase geschwürig rissig, verklebt

Kalium bichromicum D12   2 x täglich
chronisch; besonders morgens und draußen; Nase wund,
geschwollen

Sulfur D12   2 x täglich
chronisch; besonders morgens und drinnen; Nase wund, dick,
brennt, geschwürig

Lycopodium D12   2 x täglich
chronisch; Nase tagsüber und noch mehr nachts verstopft;
sehr trockene Schleimhaut

- **Sekrete des Schnupfens**

Natrium sulfuricum D12   2 x täglich
dicklich, gelb, grün, mild

Dulcamara D30   1x täglich
erst Stockschnupfen draußen und nachts, dann reichlich grün, mild

Pulsatilla D30   1x täglich
erst wund machender Fließschnupfen drinnen, dann dick, eitrig,
gelbgrün, mild

Cyclamen D12   2 x täglich
wie bei Pulsatilla, nur mit viel Niesen!

Hepar sulfuris D30   1x täglich
erst Fließschnupfen draußen, dann reif, dick, locker, schleimig, eitrig,
sahnig, wund machend, stinkend

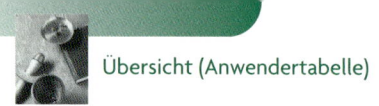
Thuja D12   2 x täglich
erst Fließschnupfen draußen, dann dick, eitrig, grün, sämig, wund
machend, chronisch

Kalium bichromicum D12   2 x täglich
erst Fließschnupfen draußen, dann verstopft zäh, wund machend,
Faden ziehend, gummiartig, eklig, übel riechend

Kalium sulfuricum D6   3 x täglich
schleimig, weißlich

Mercurius solubilis D30   1 x täglich
schleimig, dünn, zäh, gelbgrün, wund machend

Mercurius corrosivus D30   1 x täglich
dünn, eitrig, wund machend

Hydrastis D6   3 x täglich
übel riechend, wund machend, dick, zäh, eitrig, schleimig, locker

Sulfur D30   1 x täglich
übel riechend, wie faule Eier

Verändernde Umstände (Modalitäten) beim Schnupfen

(→ *Heuschnupfen; Erkältung, allgemein*)

- **Schnupfen besser in frischer Luft**

Aconitum D30   bei Bedarf
trotz anfänglichem Frösteln

Allium cepa D3   stündlich 20 Kügelchen
Nase draußen frei, fließt drinnen

Nux vomica D30   1 x täglich
Nase draußen frei trotz Kälteempfindlichkeit; drinnen
und nachts verstopft

Pulsatilla D30   1 x täglich
trotz allgemeiner Frostigkeit

Kalium jodatum D4   3 x täglich
Nase läuft draußen, drinnen verstopft

Mercurius solubilis D30   1 x täglich
trotz Kälteempfindlichkeit; Nase läuft dünn, ätzend, stinkend

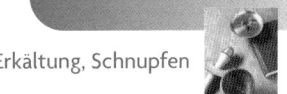

- ## Schnupfen besser im Warmen

Arsenicum album D30   1x täglich
fließt draußen wund machend; Sie lieben Hitze jeder Art

Gelsemium D30   1x täglich
fließt draußen wund machend oder mild

Natrium muriaticum D30   1x täglich
fließt draußen dünn, schaumig; Sie vertragen keine Hitze

Dulcamara D30   1x täglich
stockt draußen

Hepar sulfuris D30   1x täglich
verstopft draußen, löst sich drinnen

Kalium bichromicum D12   2 x täglich
verstopft draußen und drinnen; Sie ziehen Wärme vor

- ## schnäuzt sich bei Schnupfen ständig erfolglos die Nase

Sticta D6   3 x täglich
wegen Völlegefühl in der trockenen, oberen Nase

Kalium bichromicum D12   2 x täglich
klebriges Sekret verstopft die hintere Nase

- ## Schnupfen steigt in die Bronchien ab

Bryonia D4   stündlich
tiefsitzender Hackhusten, beim Übergang ins Warme

Rumex D6   3 x täglich
erschütternd beim Übergang ins Kalte; Sie ziehen nachts die
Decke über den Kopf

Sticta D6   3 x täglich
unstillbarer Hustenreiz nachts

Kalium bichromicum D12   2 x täglich
erstickender Husten draußen und morgens; nachts ruhiger

Phosphorus D30   1x täglich
anhaltend trockener Husten mit anhaltender Heiserkeit

Ammonium carbonicum D4   stündlich
tiefsitzender, festsitzender Husten mit Kreislaufschwäche

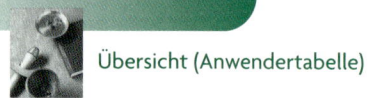

Begleitbeschwerden beim Schnupfen

- ## Frösteln beim Schnupfen

Camphora D1	stündlich
sehr akut! Nase trocken verstopft, Klopfen hinter den Augen	
Aconitum D30	bei Bedarf
akut! Nase dick, heiß, trocken; Sie frösteln, gehen trotzdem an die frische Luft	
Gelsemium D30	1x täglich
Nase läuft; Sie sitzen auf der Heizung; Frost im Rücken rauf und runter	
Sabadilla D6	3 x täglich
Nase fließt; Sie liegen in der heißen Badewanne; Frost steigt im Rücken auf	
Arsenicum album D30	1x täglich
Nase verstopft und läuft draußen; Sie hüllen sich warm ein, außer am Kopf	
Mercurius solubilis D30	1x täglich
Nase läuft wund machend, stark geschwollen; Frost wechselt mit Hitze	

- ## Niesen beim Schnupfen

(→ *Niesen mit Stirnkopfschmerz*)

- ## Schrunden an den Nasenflügeln beim Schnupfen

Acidum nitricum D6	3 x täglich
tiefe, eitrige, juckende Risse; Geschwüre	
Graphites D12	2 x täglich
teils eitrige Risse, Herpes; bei jeder Erkältung	
Arum triphyllum D6	3 x täglich
blutende Risse, Lippen wie rohes Fleisch	
Antimonium crudum D30	1x täglich
trockene Risse; Unterkühlung im Sommer nach Baden	
Petroleum D12	2 x täglich
eher trockene Risse; auch am Ohransatz; jeden Winter wieder	

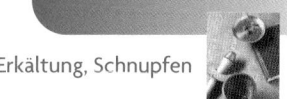

- ## Schnupfen mit Schleimstraße im Nasen-Rachen-Raum

Kalium bichromicum D12   2 x täglich
Faden ziehender Schleim, der mühsam hervorgebracht wird

Corallium rubrum D6   3 x täglich
festsitzender Schleim, der widerlich geräuschvoll in den Rachen
gezogen wird

Rumex D6   3 x täglich
klebriger Schleim, der nicht hervorgebracht werden kann

Pulsatilla D30   1 x täglich
grüner, lockerer, reichlicher Schleim

Kalium sulfuricum D6   3 x täglich
weißer, lockerer Schleim

Sinapis nigra D4   3 x täglich
kalt empfundener Schleim

Sticta D6   3 x täglich
zäher Schleim

Cinnabaris D4   3 x täglich
strähniger Schleim

Natrium muriaticum D30   1 x täglich
Schleim tropft morgens in den Rachen

- ## Schnupfen mit Stirnkopfschmerz

Eupatorium perfoliatum D30   1 x täglich
bei rheumatischer Grippe

Sabadilla D6   3 x täglich
bei erschütterndem Niesen

Nux vomica D30   1 x täglich
wie verkatert von oben bis unten

Sticta D6   3 x täglich
bei Völle in der Nase und bei unstillbarem, quälendem Husten

- ## Schnupfen mit Schmerz an der Nasenwurzel

Luffa D6   3 x täglich
Druck; drinnen trockene, schorfige Nase

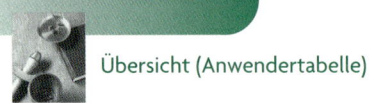
Nux vomica D30   1 x täglich
dumpfer Druck; Nase trocken, kitzelt; Hals kratzt

Sticta D6   3 x täglich
Völlegefühl; Nase verstopft

Sanguinaria D6   3 x täglich
dumpfer Druck; Nase fließt wenig, brennt

Kalium bichromicum D12   2 x täglich
ständiger Druck; Nase klebrig verstopft

Kalium jodatum D4   3 x täglich
beim Bücken; Nase drinnen verstopft

- **Ohrenbeschwerden beim Schnupfen (Tubenkatarrh)**

Pulsatilla D30   1 x täglich
gelbes, mildes Sekret

Kalium sulfuricum D6   3 x täglich
weißes, klares, schleimiges, mildes Sekret

Kalium chloratum D4   3 x täglich
weißes, zähes, wund machendes Sekret; Ohren „wie zu"

Erkältung, Bronchitis

Der Tatsache, dass vor allem unsere Kinder trotz oder gerade wegen der üblichen antibiotischen Therapie immer kränker, immer abwehrschwächer, immer kümmerlicher werden, entspricht die Ausführlichkeit der folgenden Rubriken.

Entzündungsart der Bronchitis

- **akute, fieberhafte Bronchitis**

Aconitum D30   bei Bedarf
plötzlich trockenes Fieber, ängstliche Unruhe, voller harter Puls

Ferrum phosphoricum D12   2 x täglich
trockenes Fieber; Sie gehen trotzdem Ihrer üblichen Beschäftigung nach

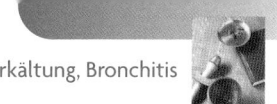

Gelsemium D30   1 x täglich
einnehmendes, trockenes Fieber, voller, fließender Puls;
Sie fühlen sich schlapp, kraftlos

Veratrum viride D30   bei Bedarf
hektisches, trockenes Fieber, große Hitze, keine Angst

Belladonna D30   bei Bedarf
schweißiges Fieber, Brust wund, brennt; Sie weinen vor dem Hustenanfall

Mercurius solubilis D30   1 x täglich
Fieber wechselt mit Frost; Brust wund, rau; Kälte tut gut,
aber vermehrt den Husten

• spastische Bronchitis

Aconitum D30   bei Bedarf
bei beginnender Entzündung; zarter, nicht schwitzender Mensch

Belladonna D30   bei Bedarf
bei beginnender Entzündung; dicklicher, schwitzender Mensch

Ipecacuanha D4   stündlich
später; bei blassem Menschen mit roten Wangen; anhaltende Übelkeit;
grobblasige Geräusche

Tartarus stibiatus D6   stündlich
später; bei blassem Menschen mit gedunsenem Gesicht;
feinblasige Geräusche; beide Arzneien eventuell kombinieren mit:

Phosphorus D30   1 x täglich
zusätzlich, falls Therapie mit einer Arznei zu schwergängig

• eitrig stinkende Bronchitis (foetida)

Kreosotum D4   3 x täglich
lockeres, aashaft stinkendes Sekret

Arsenicum album D30   1 x täglich
Betroffener giemt und hustet vergebens um Mitternacht;
Unruhe, Angst, Schwäche

Phellandrium D6   3 x täglich
lockeres Sekret am Morgen

Balsamum peruvianum D4   3 x täglich
lockeres Sekret, „verschlampter" Zustand

Sulfur jodatum D4   3 x täglich
zur Auflösung der Verschleimung

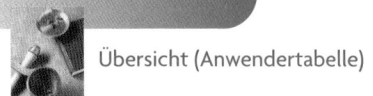

- ## chronische Bronchitis

Calcium fluoratum D12	2 x täglich
3 Monate lang einsetzen; danach:	
Silicea D12	2 x täglich
3 Monate lang einsetzen; oder:	
Spongia D4	3 x täglich
trockener, harter Husten; Sie giemen und pfeifen aus dem letzten Loch	
Sulfur D12	2 x täglich
anhaltender, feuchter, eitriger, laut rasselnder Erstickungshusten	
Balsamum peruvianum D4	3 x täglich
anhaltender, feuchter, eitriger, laut rasselnder, lockerer Husten	

- ## chronische Bronchitis im Herbst

Marum verum D6	3 x täglich
ab September 4 Wochen lang einsetzen; danach:	
Grindelia D4	3 x täglich
weitere 4 Wochen lang einsetzen; danach:	
Senega D4	3 x täglich
ebenso 4 Wochen lang einsetzen; Kur jährlich wiederholen; oder:	
Natrium sulfuricum D12	2 x täglich
lockerer, rasselnder Husten; reichlich grüner Schleim; 4 bis 5 Uhr schlimmer	
Dulcamara D30	1 x täglich
lockerer, reichlich grüner, geschmackloser Schleim	

- ## chronisch trockene Bronchitis

Bryonia D4	2-stündlich
schlimmer in warmen Räumen	
Phosphorus D30	1 x täglich
schlimmer in frischer Luft	
Kalium carbonicum D12	2 x täglich
schlimmer um 2 bis 4 Uhr	

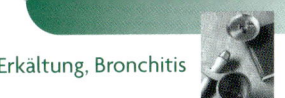

- chronisch wiederkehrende Bronchitis

Stannum jodatum D4   3 x täglich
schwacher Husten, schlimmer nachts und morgens; widerlich
süßlicher Schleim

Hedera D6   3 x täglich
im Frühjahr, im Herbst mit Fließschnupfen; Husten nachts und
frühmorgens schlimmer

Bacillinum D200   1 x monatlich
Arznei zur Abwehrstärkung dazwischen einsetzen

Absonderung bei Bronchitis

Tartarus stibiatus D6   3 x täglich
grober, schwer löslicher Schleim; Atemnot steigert sich beim Husten

Coccus cacti D6   3 x täglich
grober, schwer löslicher Schleim; Sie würgen, ersticken am eigenen Schleim

Kalium bichromicum D12   2 x täglich
grober, zäher, schwer löslicher Schleim mit grünlichen Fäden,
mit bläulichen Klumpen; Husten schlimmer um 3 bis 5 Uhr

Stannum jodatum D4   3 x täglich
grober, zäher, grüner, schwer löslicher, widerlich süßlicher Schleim
mit eiweißartigen Fäden; Husten schlimmer nach dem Aufstehen;
Sie fühlen sich zu schwach auf der Brust, um abzuhusten

Phosphorus D30   1 x täglich
widerlich süßlicher Schleim beim morgendlichem Abhusten;
trockener Reizhusten abends

Pulsatilla D30   1 x täglich
grüner, lockerer, widerlich bitterer Schleim

Dulcamara D30   1 x täglich
grüner, lockerer, geschmackloser Schleim

Hepar sulfuris D30   1 x täglich
grüner, reifer, käsiger Schleim

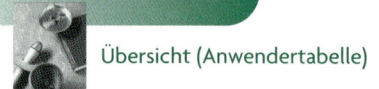

Begleitbeschwerden bei Bronchitis

- ## Hustenanfall bei Bronchitis

Coccus cacti D6   3 x täglich
endet mit Aufstoßen und Rülpsen; wie Raucherhusten

Cina D6   3 x täglich
endet mit Niesen; Krampfhusten

Senega D4   3 x täglich
endet mit Niesen; Herbstkatarrh bei Lungenbläschenerweiterung (Emphysem)

- ## Kreislaufschwäche bei Bronchitis

Ammonium carbonicum D4   stündlich
dunkelrotes, gedunsenes Gesicht; tiefe feinblasige Geräusche;
Betroffener schläfrig

Ammonium jodatum D4   stündlich
Arznei nach Ammonium carbonicum einsetzen; drohendes Lungenwasser,
drohender Kollaps

Antimonium arsenicosum D4   stündlich
Hinfälligkeit, Unruhe, Betroffener kann nicht mehr husten, kann nur
noch aufsitzen

Tartarus stibiatus D6   stündlich
Betroffener ruhiger als bei Antimonium arsenicosum, aber mehr
Brechwürgen und Schweiße

Carbo vegetabilis D30   bei Bedarf
Betroffener sehr hinfällig; Rasseln mit Atemnot, stinkender Auswurf,
Brust brennt

Veratrum album D30   bei Bedarf
kalte Schweiße, eiskalter Körper; Betroffener deckt sich trotzdem ab

Husten bei Heuschnupfen und Erkältung

Die Symptome des Hustens sind höherwertig als die Symptome der Bronchitis, da Letztere auf die Lungen beschränkt sind. Deshalb habe ich mir erlaubt, sie gesondert aufzuführen, denn Ihre Fragen werden sich zuerst an der nächstliegenden Klage orientieren; Art und Ort des Hustens und seine Modalitäten dürften ausreichen, um für das gesamte allergische und grippale Geschehen eine gute Arznei zu finden.

Art des Hustens

- **Bellhusten**

Belladonna D30   1 x täglich
trockener, wunder Husten, nachts schlimmer

Phosphorus D30   1 x täglich
tief sitzender Husten, schlimmer beim Sprechen, beim Atmen;
Arznei folgt gut auf Belladonna

Hyoscyamus D12   2 x täglich
trockener, krampfhafter, nervöser Husten; nachts schlimmer

Drosera D4   3 x täglich
metallischer, hohl klingender Husten; nach Mitternacht schlimmer;
Sie würgen

Spongia D4   3 x täglich
metallischer, hart klingender Husten; vor Mitternacht schlimmer

Bromum D12   2 x täglich
heiser; Husten beim Eintreten ins Zimmer, nach Erhitzen mit
folgendem Schweiß

- **Brusthusten**

Sticta D6   3 x täglich
attackenhaft die ganze Nacht hindurch

Rumex D6   3 x täglich
beim Übergang in kühle Luft

Spongia D4   3 x täglich
beim Niederlegen, kurz vor Mitternacht; Sie müssen aufsitzen

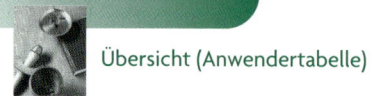

- ## Erstickungshusten, akut

Belladonna D30   bei Bedarf
rotes Gesicht; Aufsitzen bessert nicht

Stramonium D30   bei Bedarf
rotes Gesicht; Aufsitzen bessert

Hyoscyamus D12   1x täglich abends
blasses Gesicht; schlimmer abends, beim Niederlegen

Sambucus nigra D6   3 x täglich
bei Kleinkindern, die rau röcheln und mit weit geöffnetem Mund atmen

Beachte:

D6 wird organisch, D12 funktionell und D30 im lebensbedroh-
lichen Zustand eingesetzt.

- ## Erstickungshusten, chronisch

Coccus cacti D6   3 x täglich
Sie würgen morgens reichlich zähen, eiweißhaltigen Schleim hervor

Corallium rubrum D6   3 x täglich
Husten hackt morgens trocken wie ein Maschinengewehr

Spongia D4   3 x täglich
Husten giemt beim Tiefatmen, bei Aufregung

Antimonium sulfuratum aurantiacum D4   3 x täglich
älterer Mensch spuckt den Mund voller Schleim aus

Cuprum metallicum D30   einmalig
als Zwischengabe; oder personenbezogen: Betroffener krampft,
wird steif, blau; Atmung stockt, bewusstlos

Beachte:

Erwachsenen kräftig auf den Rücken klopfen, notfalls das Herz
massieren; Kinder an den Füßen packen, umdrehen, auf den
Rücken klopfen, Bewusstsein kehrt nach einer Weile zurück.

- **feuchter, locker rasselnder Husten**

Natrium sulfuricum D12 2 x täglich
bei feuchtkaltem Herbstwetter

Arsenicum jodatum D6 3 x täglich
bei feuchtkaltem Frühjahrswetter

Hepar sulfuris D30 2 x täglich
bei trockenem, schönem Wetter, besser bei feuchtwarmem Wetter

Ipecacuanha D4 3 x täglich
Husten bei jedem Atemzug; mit Übelkeit!

Tartarus stibiatus D6 3 x täglich
Husten verschlimmert die Atemnot

Senega D4 3 x täglich
brennende Schmerzen vor und nach dem Husten; Sie können
nicht abhusten

Asclepias tuberosa D4 3 x täglich
stechende Schmerzen, schlimmer bei Kälte und kalter Luft

- **Hüsteln und Räuspern**

Lachesis D30 1 x täglich
Reizhusten nachts, beim Erwachen; Sie schrecken auf, laufen rot an,
fühlen sich, als ob Sie während des Hustens erstickten

Stannum D12 2 x täglich
chronisches Hüsteln

Phosphorus D30 1 x täglich
nervöses, funktionelles Hüsteln

Acidum succinicum D12 2 x täglich
Räuspern wegen spürbarem, aber nicht abhustbarem Schleim

Marum verum D6 3 x täglich
Reizhusten beim Niederlegen; Husten verschlimmert Husten

Wyethia D6 3 x täglich
erfolgloses Räuspern; trocken brennender Hals, zäher Schleim,
Schluckzwang

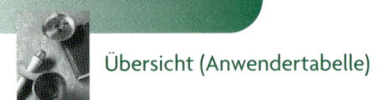

- ## Krampfhusten

Cuprum arsenicosum D4 3 x täglich
anfallartig nachts, bläuliche Lippen; Erkrankte halten ihren Daumen
in der Faust; viel Durst

Corallium rubrum D6 3 x täglich
wie ein Maschinengewehr; zäher, klebriger Schleim läuft den Rachen runter

Coccus cacti D4 3 x täglich
wie ein erschöpfender, trockener Raucherhusten; Faden ziehender Schleim

Capsicum D6 3 x täglich
Betroffener mit gedunsenem, rotwangigem Gesichtsausdruck;
brennende Halsenge

Aralia D6 3 x täglich
im ersten Schlaf; Rachen kitzelt, Brust beengt; Sie setzen sich auf

Sanguinaria D6 3 x täglich
wie Keuchhusten, anhaltend, hartnäckig, trocken oder mit rostfarbenem
Auswurf, überdauert die Erkältungsbronchitis oder das allergische Geschehen;
Gesicht mit hektischer Hitze, wie rot angemalt

Mephitis D6 3 x täglich
Sie erbrechen, fühlen sich leichter danach; Ausbruch des Asthmas nach
verweigertem Wunsch (bei verwöhntem Einzelkind)

> **Beachte:**
>
> Gaben notfalls bis zu stündlich wiederholen!

- ## metallisch klingender Husten

Drosera D4 3 x täglich
hohl, tief, nach Mitternacht

Spongia D4 3 x täglich
schwammig, vor Mitternacht

Kalium bichromicum D12 2 x täglich
zäh, Faden ziehend, von 3 bis 4 Uhr

- Reizhusten

Bryonia D4   3 x täglich
böllert aus der Tiefe; stechende Schmerzen

Verbascum D6   3 x täglich
röhrt aus der Tiefe wie ein Hirsch in der Brunft

Rumex D6   3 x täglich
im Liegen unstillbarer Husten; Sie ziehen die Decke über den Kopf,
um warme Luft zu atmen

Sticta D6   3 x täglich
im Liegen unstillbarer, rauer, hackender, unergiebiger Husten

- Würgehusten, Brechhusten

Ipecacuanha D4   3 x täglich
mit andauernder Übelkeit bei sauberer Zunge

Tartarus stibiatus D6   3 x täglich
nachts, bei und nach dem Essen; Sie neigen zum Kreislaufkollaps

Drosera D4   3 x täglich
ab Mitternacht, tiefe Bassstimme; Krupp, Keuchhusten

Coccus cacti D4   3 x täglich
Sie erbrechen zähen, klebrigen, Faden ziehenden Schleim und rülpsen danach!

Nux vomica D30   1 x täglich
mit Magen- und Kopfweh

Kalium carbonicum D12   2 x täglich
mit Stichen, Schwäche, Schweiß und Rückenweh

Mephitis D6   3 x täglich
Sie fühlen sich wohl nach dem Erbrechen

Empfindungen beim Husten

- Empfindung im Rachen bei Husten

Sabadilla D6   3 x täglich
Kloßgefühl; Sie greifen sich beim Husten unwillkürlich an den Hals

Lachesis D30   bei Bedarf
Kloßgefühl, Würgegefühl; äußerst berührungsempfindlicher Hals

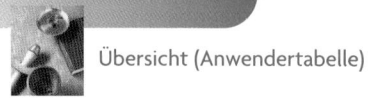
Acidum succinicum D12   2 x täglich
Kloßgefühl; heiserer Rachen mit nicht abhustbarem Schleim

Histaminum hydrochloricum D6   3 x täglich
schluckempfindliche Kugel im Rachen; Hals und Brust wie
zusammengeschnürt

- **Empfindung in der Brustmitte bei Husten**

Sticta D6   3 x täglich
Kitzel hinter unterem Brustbein

Kalium jodatum D4   3 x täglich
Stechen im Brustbein

Ranunculus bulbosus D6   3 x täglich
Brustbein wie wund

Sinapis nigra D4   3 x täglich
trockenes, raues Kratzen hinter Brustbein

Alumen chromicum D4   3 x täglich
Kratzen hinter Brustbein; klarer, zäher Schleim

- **stechende Schmerzen beim Husten**

Kalium carbonicum D12   2 x täglich
rechte untere Brustseite; bei Unterkühlung

Mercurius solubilis D30   1x täglich
rechte untere Brustseite; bei Wetterwechsel

Arsenicum album D30   1x täglich
rechte obere Brustseite; Mitternacht bis 3 Uhr

Natrium sulfuricum D12   2 x täglich
linke untere Brustseite; bei feuchter Kälte, Nebel

Kalium jodatum D4   3 x täglich
Brustmitte; bei Wärme, bei feuchter Kälte

Ranunculus bulbosus D6   3 x täglich
Brustbein, zwischen Schulterblättern, atemabhängig

Verändernde Umstände (Modalitäten) beim Husten

- ## Husten verschlimmert Hustenreiz

Ignatia D30 bei Bedarf
nervös bedingter Hustenreiz bei seelischen Belastungen

Sticta D6 3 x täglich
organisch bedingter Hustenreiz bei Belastung der Bronchien

Hepar sulfuris D30 2 x täglich
Husten bis zum Erstickungsanfall

- ## Sprechen verschlimmert Hustenreiz

Phosphorus D30 1 x täglich
Kitzel aus der Tiefe der Bronchien aufsteigend; schlimmer bei
Abenddämmerung

Silicea D12 2 x täglich
Kitzel wie durch ein Haar im Hals; schlimmer beim Niederlegen,
durch Kalttrinken

Conium D6 3 x täglich
quälender Kitzel in den oberen Luftwegen; schlimmer abends,
nachts, beim Lachen

- ## Husten morgens

Kalium bichromicum D12 2 x täglich
langwieriger, vergeblicher Husten

Corallium rubrum D6 3 x täglich
Husten wie ein Schnellfeuergewehr

Coccus cacti D4 3 x täglich
hört sich wie ein Raucherhusten an, Kalttrinken lindert

Stannum jodatum D4 3 x täglich
Schleimpfropf tief im Hals, schwächlicher Husten; Betroffener muss
Schleim herauswürgen, blasses Gesicht

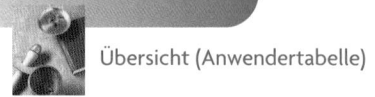

• Husten nachmittags

Badiaga D6 3 x täglich
um 15 Uhr; dicke, zähe Schleimklumpen fliegen aus dem Mund

Wyethia D6 3 x täglich
trockener Kitzelhusten im Kehlkopf

Sinapis nigra D4 3 x täglich
und um 19 bis 21 Uhr; heiserer Hackhusten

• Husten abends

Belladonna D30 1 x täglich abends
entzündliches Geschehen; Sie müssen aufsitzen, was nicht erleichtert

Hyoscyamus D12 1 x täglich abends
nervöses Geschehen; Sie müssen aufsitzen, was erleichtert

Phosphorus D30 1 x täglich abends
nervöses Geschehen; schlimmer mit Beginn der Dämmerung
und beim Reden

• Husten beim Niederlegen

Sticta D6 3 x täglich
unstillbare Attacken die ganze Nacht durch

Marum verum D6 3 x täglich
trockener Reizhusten durch Kitzel im Rachen

Phosphorus D30 1 x täglich abends
Bellhusten, vor allem in Linkslage

Ipecacuanha D4 stündlich
anfallsartiger, erstickender Würgehusten; anhaltende Übelkeit

Sulfur D12 2 x täglich
Atemnot mit Erstickungsgefühl, besonders nachts

Spongia D4 3 x täglich
Sie müssen Ihren Oberkörper hochlegen

Hyoscyamus D12 1 x täglich abends
Aufsitzen erleichtert

Drosera D4 3 x täglich
Sie husten wie in einen leeren Kochtopf hinein und würgen

Causticum D30 1 x täglich
trockener, brennender Husten hinter dem Brustbein,
ein Schluck kaltes Wasser lindert

Acidum nitricum D6 3 x täglich
chronisch beim Niederlegen; trockener, kurzer Hackhusten;
Gefuhl eines Splitters im Hals

Manganum muriaticum D6 3 x täglich
besser beim Niederlegen; Sie husten nur, wenn Sie sich aufsetzen

---

● **Husten im ersten Schlaf**

Belladonna D30 1 x täglich abends
bellender Husten

Lachesis D30 1 x täglich
Sie schrecken plötzlich auf, haben das Gefühl, als ob Sie erstickten

Aralia D6 3 x täglich
krampfhafter Husten

● **Husten die ganze Nacht**

Rumex D6 3 x täglich
beim Entblößen, Bloßliegen, durch kalte Luft; scharfes Stechen

Sticta D6 3 x täglich
rauer, hackender, unergiebiger Dauerhusten

Ammonium bromatum D4 3 x täglich
stundenlang; besonders abends und gegen Morgen

Cuprum arsenicosum D4 3 x täglich
in langen Attacken mit langen Pausen; Lippen werden blau

Opium D30 bei Bedarf
quälend, trocken, ohne Auswurf; Gesicht schwillt blaurot an

● **Husten um Mitternacht**

Spongia D4 3 x täglich
vor Mitternacht

Rumex D6 3 x täglich
abends und vor Mitternacht

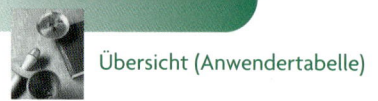
Aconitum D30 um Mitternacht	bei Bedarf
Drosera D4 bis 1 Uhr	3 x täglich
Arsenicum album D30 bis 3 Uhr	1 x täglich

• Husten von 3 bis 5 Uhr

Kalium bichromicum D12 zäher gelber, Faden ziehender Schleim, metallischer Bellhusten	2 x täglich
Kalium carbonicum D12 spannungsloser, trockener Würgehusten, Stiche rechte, untere Brustseite	2 x täglich
Tartarus stibiatus D6 voller feinblasigem Schleim, Husten verschlimmert Atemnot; gedunsenes, blasses Gesicht	3 x täglich
Kalium jodatum D4 hartnäckiger Husten; Sie decken sich ab, brauchen frische Luft	3 x täglich
Natrium sulfuricum D12 reichlich lockerer, grüner Husten im feuchten, nebligen Herbst	2 x täglich

• Husten nach dem Essen

Phosphorus D30 anfallsweiser Husten; Gefühl in der oberen Brust wie geschnürt	2 x täglich
Rumex D6 unstillbarer Kitzelhusten in der Halsgrube	3 x täglich
Nux vomica D30 erbricht beim Husten; Gefühl in der unteren Brust wie geschnürt	1 x täglich
Tartarus stibiatus D6 Sie würgen und erbrechen	3 x täglich

• Husten beim Übergang ins Kalte

Rumex D6 oder beim Entblößen des Kopfes; quälender Kitzel in der Halsgrube, nicht enden wollender Hustenanfall	3 x täglich

Phosphorus D30   1 x täglich
tiefer Kitzel hinter beengtem Brustbein

Dulcamara D30   1 x täglich
anhaltend krampfiger Husten; reichlich geschmackloser Schleim

- ## Husten beim Übergang ins Warme

Bryonia D4   3 x täglich
trockener, erschütternder Husten; Kitzel in der Magengrube

Natrium carbonicum D12   2 x täglich
Husten mit eitrig grünem, salzigem Auswurf

Bromum D12   2 x täglich
bellender, anstrengender Husten

Begleitbeschwerden beim Husten

- ## umfasst seinen Brustkorb beim Husten

Eupatorium perfoliatum D30   1 x täglich
bei fieberhafter, rheumatischer Grippe

Drosera D4   alle 10 Minuten
bei mitternächtlichem, blechernem Husten; wie Keuchhusten oder Krupp

Natrium sulfuricum D12   2 x täglich
beim Asthmaanfall gegen 4 bis 5 Uhr morgens im nebligen Herbst

Bryonia D4   3 x täglich
beim Übergang in warme Räume

- ## Kopfschmerzen beim Husten

Bryonia D4   3 x täglich
berstendes, stechendes Kopfweh

Sticta D6   3 x täglich
berstendes Kopfweh

Natrium muriaticum D30   1 x täglich
klopfende Schmerzen im Hinterkopf

Nux vomica D30   1 x täglich
ganzer Kopf wie verkatert

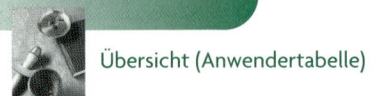

Asthma

(→ *Heuasthma, Bronchitis*)

Asthma ist vor allem im Kindesalter die häufigste chronische Erkrankung. Das lässt aufhorchen, denn bei aller organischen Spekulation dürfen wir die seelische Komponente, den Hilfeschrei der Seele, nicht außer Acht lassen, im Gegenteil.

Auslösung des Asthmas

- **plötzliches Asthma bei Erkältung**

Aconitum D30 eckiger, trockener, unruhiger, ängstlicher Mensch; Kühle suchend	bei Bedarf
Belladonna D30 rundlicher, schwitziger Mensch; Wärme suchend	bei Bedarf

- **Asthma bei akutem Schnupfen**

Grindelia D4 feuchtes Asthma bei feuchtem Wetter	3 x täglich
Hedera D6 Nase läuft bei Anfall gegen Morgen; Sie reißen die Fenster auf	3 x täglich

- **Asthma bei spastischer Bronchitis**

Aconitum D30 eher schlanker, nicht schwitzender Mensch	bei Bedarf
Belladonna D30 eher dicklicher, schwitzender Mensch	bei Bedarf
Phosphorus D30 eher zarter, feingliedriger Mensch; und zusätzlich:	1x täglich
Ipecacuanha D4 rote Bäckchen; oder:	stündlich
Ammonium carbonicum D4 blasses Gesicht, Kreislaufschwäche	stündlich

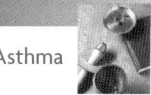

- **Asthma und Ekzem**

Acidum sulfuricum D12   2 x täglich
rasselndes, pfeifendes, lockeres Sekret, ermüdender Reizhusten;
vor allem bei Großstädtern; alle Formen des Ekzems

Sulfur D30   1x wöchentlich
abwechselnd, auch gleichzeitig im Sommer und/oder in der Bettwärme;
alle Formen des Ekzems

Pulsatilla D30   1x wöchentlich
Schleimhäute eher kälteempfindlich, Haut eher wärmeempfindlich;
feuchtes Ekzem

Lachesis D30   1x wöchentlich
erst Ekzem, dann Asthma, ab Frühjahr bis Herbst, beim Erwachen
schlimmer; alle Formen des Ekzems

Dulcamara D30   1x wöchentlich
Asthma in feuchtem Wetter, durch Unterkühlung, Durchnässen;
krustiges Ekzem

Natrium muriaticum D30   1x wöchentlich
im Winter eher Asthma, im Sommer eher Ekzem schlimmer; Reibeisenhaut

Arsenicum album D30   1x wöchentlich
Asthma und Ekzem nur im Winter schlimmer; Sie frieren immer;
Haut sehr trocken, rissig

- **nervöses Asthma, roter Mensch**

Bromum D12   2 x täglich
hitzige, schelmische Menschen; Kitzelhusten beim Übergang
ins Warme, Sie trinken kleine Schlucke kaltes Wasser

Moschus D30   bei Bedarf
mit großer Erstickungsangst; Hals und Brust wie umschnürt

- **nervöses Asthma, blasser Mensch**

Ambra D3   3 x täglich
4 Wochen lang; danach:

Acidum succinicum D12   2 x täglich
4 Wochen lang; danach:

Mephitis D6   3 x täglich
4 Wochen lang; Kur bedarfsweise wiederholen

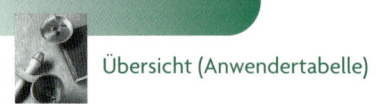
Verändernde Umstände (Modalitäten) beim Asthma

- **Asthma am Meer**

Medorrhinum D200	1 x monatlich

besser; Sie erkälten sich beim geringsten Luftzug; Husten,
als zerreiße der Kehlkopf in Stücke mit unlöslichem, zähem Schleim;
Sie bohren dabei Ihr Gesicht ins Kissen (Embryonallage)

Natrium muriaticum D30	2 x wöchentlich

schlimmer oder eindeutige Besserung, aber Verschlechterung
gleich danach

Bromum D12	2 x täglich

schlimmer, aber eindeutige Besserung bei einer Bootsfahrt *auf* dem Meer

Jodum D12	2 x täglich

schlimmer; jodhaltige Seeluft!

- **Asthma beim Niederlegen**

Spongia D4	alle 10 Minuten

schlimmer; Ausatmung verlängert, wie durch einen Schwamm gepresst

Psorinum D200	bei Bedarf

besser; kälteempfindlich und kurzatmig im Freien; legt sich nieder

- **Asthma bei verschiedenen Wetterlagen**

Calcium carbonicum D12	2 x täglich

bei jedem Wetterwechsel; Sie husten nachts ohne zu erwachen,
tagsüber gelber, schleimiger Auswurf nach dem Essen und bei Kälte

Thuja D12	2 x täglich

bei jedem Wetterwechsel, nach Durchnässen, nach Kälte, im Herbst;
ab 16 Uhr bis 4 Uhr mit Schweiß an unbedeckten Körperteilen;
Sie verlangen heiße Umschläge

Lachesis D30	2 x wöchentlich

im Frühjahr und im Herbst; aufkeimende Frühjahrssonne sowie Schwüle
und Feuchtigkeit stauen und fördern Brustenge; Erstickungsgefühl
gegen Morgen, beim Erwachen; Schweiße erleichtern

Jodum D12	2 x täglich

im Frühjahr und im Herbst; Sie fühlen sich beängstigend bang und
aufgeregt schon bei geringer Wärme; Fließschnupfen

Hedera D6 3 x täglich
im Frühjahr und im Herbst; wie bei Jodum, nur weniger dramatisch
und Sie sind kälteempfindlicher

Sulfur D12 2 x täglich
über Sommer; rote, runde, kräftige oder schlanke Menschen mit
hängenden Schultern; sehen trotz Pflege irgendwie immer ungepflegt aus

Natrium muriaticum D30 2 x wöchentlich
über Sommer, bei nasskaltem Wetter; Sie vertragen keine Sonne;
bekommen Ausschlag, berstendes Kopfweh, Verstopfung, Asthma;
Husten beim Übergang ins Warme mit salzigem Schleim

Hepar sulfuris D30 1 x täglich
bei trockenem, schönem, windigem Wetter; Sie lieben feuchte Wärme

Causticum D30 1 x täglich
bei trockenem, schönem Wetter; Sie fühlen sich wohler bei Regenwetter
oder bei trübem Himmel

Medorrhinum D200 bei Bedarf
bei trockenem, schönem Wetter; Sie lieben Feuchtigkeit und Meeresluft

Ipecacuanha D4 3 x täglich
bei feuchter Wärme, Schwüle; Brustangst, Schwere, andauernde Übelkeit,
saubere Zunge; Sie drohen zu ersticken und können sich nicht bewegen

Dulcamara D30 1 x täglich
bei nasskaltem Wetter; trockener, kurzer, bellender Husten mit zähem
Schleim; im Wechsel mit Durchfall, Ekzem oder Rheuma

Natrium sulfuricum D12 2 x täglich
bei Nebel, bei Feuchtigkeit, bei Kälte; feuchtes Asthma, viel Rasseln;
loses Gefühl im Bauch; blasser, fröstelnder Mensch

Hypericum D12 2 x täglich
bei Nebel; mit Trockenheit im Rachen

Lactuca D4 3 x täglich
im Herbst; trockener, krampfender Husten, wenn gleichzeitig
aufsteigendes Kloßgefühl im Hals

Silicea D12 2 x täglich
im Winter; Reizhusten wie von einem Haar im Hals, starkes Rasseln,
übel riechender Schleim

Psorinum D200 bei Bedarf
im Winter; Sie sind äußerst kälteempfindlich, kurzatmig im Freien;
legen sich nieder (!); Stechen und Wundheit hinter dem Brustbein

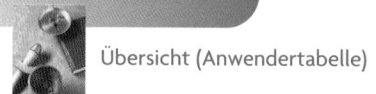

- **Zeiten des Asthmas**

Acidum hydrocyanicum D6 alle 10 Minuten
nachts schlimmer; eiskalte Schweiße, bläuliche Haut; Hals,
Brust wie geschnürt; Betroffener röchelt

Lobelia inflata D4 alle 10 Minuten
nachts schlimmer; kurzer, trockener Husten; verlängertes Ausatmen;
Brust wie geschnürt

Digitalis D3 alle 10 Minuten 20 Kügelchen
nachts schlimmer; blaue Lippen; trockener, krampfiger Husten;
Betroffener muss aufsitzen, sich bewegen

Thuja D12 2 x täglich
von 16 Uhr bis 4 Uhr morgens; Betroffener schwitzt, verlangt
heiße Umschläge, äußere Wärme

Arsenicum album D30 bei Bedarf
genau nach Mitternacht; Angst zu ersticken, große Unruhe, kalte
Schweiße überall; Brust wund, brennt; brennender Durst, aber
Betroffener trinkt kaum; fröstelt heftig, hüllt sich in Decken,
doch der Kopf braucht Frische

Kalium bichromicum D12 2 x täglich
um 3 bis 4 Uhr; Husten mit zähem, gelbem, Faden ziehendem
Schleim erleichtert

Kalium carbonicum D12 2 x täglich
um 3 bis 4 Uhr; spannungsloser, trockener, stechender Husten;
Stiche rechte, untere Brust

Tartarus stibiatus D6 3 x täglich
um 3 bis 4 Uhr; Brust voller feinblasiger Geräusche, voller Schleim,
der nicht abgehustet werden kann; Betroffener bekommt nicht
genügend Luft; sieht blass und gedunsen aus

Natrium sulfuricum D12 2 x täglich
um 4 bis 5 Uhr; Husten mit reichlich grünlichem oder eiweißartigem Schleim

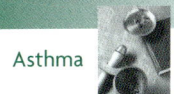

Begleiterscheinungen beim Asthma

- **Angst bei Asthma**

Carbo vegetabilis D30	1x täglich abends
Angst, abends zu Bett zu gehen wegen drohendem Anfall	
Grindelia D4	3 x täglich
Angst, nach dem Einschlafen stocke die Atmung; sie stockt tatsächlich und setzt beim Erwachen wieder ein	

- **Krampfhusten bei Asthma**

(→ *Krampfhusten unter „Husten bei Erkältung und Heuschnupfen")*

- **Magenstörungen bei Asthma**

Nux vomica D30	bei Bedarf
Enge der unteren Brust; krampfiges Rülpsen erleichtert; Sie öffnen Ihre Kleider	
Lycopodium D12	2 x täglich
vielerlei Magenbeschwerden, Blähsucht im Unterbauch	
Carbo vegetabilis D30	bei Bedarf
gärende Blähsucht im Oberbauch	
Zingiber D12	2 x täglich
Asthma gegen Morgen, Husten trocken, Stechen rechts; Sie setzen sich auf, haben *keine* Angst!	

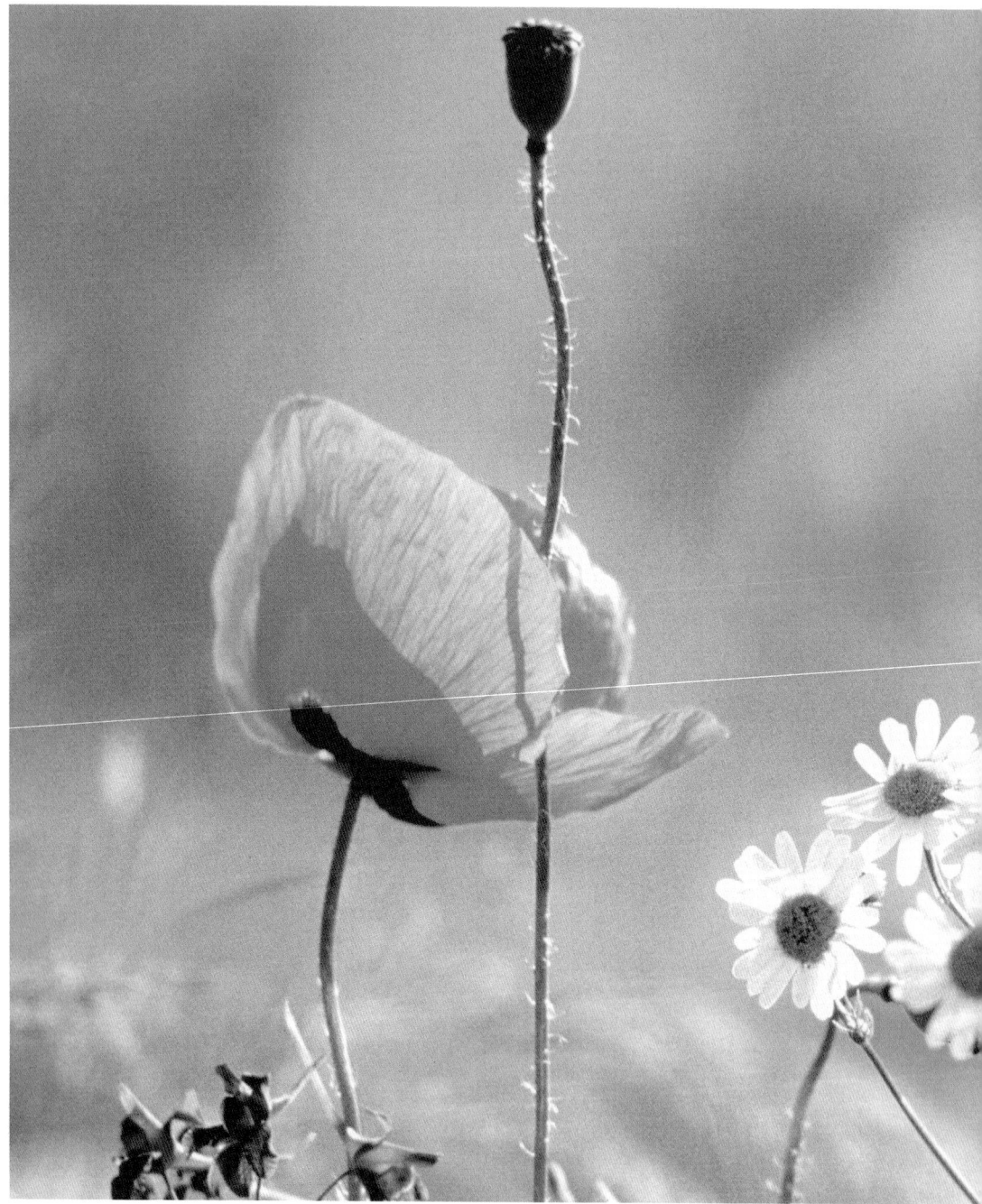

Die Arznei

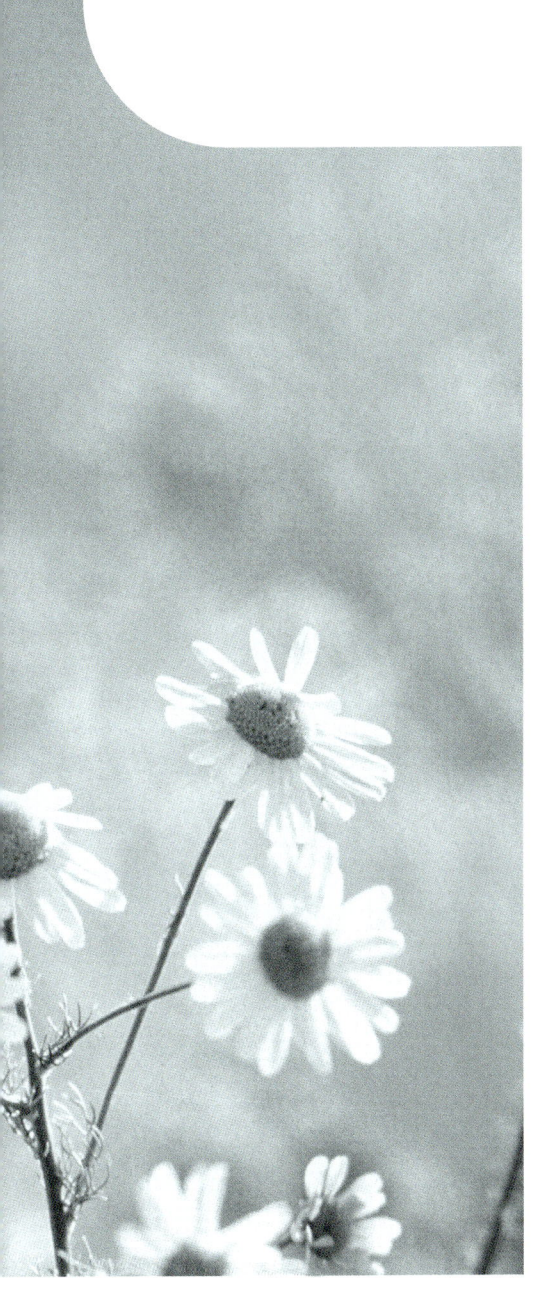

Die Arznei hilft, Schicksale von Menschen zu ergründen, denn bei den geschilderten Phänomenen handelt es sich nur vordergründig um krankhafte Erscheinungen und Störungen. Das, was uns krank macht, steht oft in sich ausgleichender, gegenpoliger Beziehung. Nichts kann so schlecht sein, dass es nicht auch etwas Gutes in sich birgt, und umgekehrt. So kann auch etwas augenscheinlich Gutes wie Güte, Sorgfalt oder Ordnungsliebe eines Menschen für einen anderen zur Qual werden. Dann nämlich, wenn sich diese Charaktereigenschaften zum Übermaß auswachsen. Die Arznei hilft uns bildhaft, hinter unsere Kulissen zu schauen.

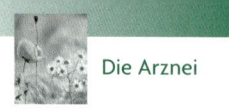

Arzneien für die Atemwege

Die Auswahl der aufgeführten Arzneien bezieht sich vor allem auf das allergische Geschehen der Atemwege. Das heißt aber nicht, dass die einzelne Arznei ausschließlich bei Allergien ihre Wirksamkeit entfaltet. Ein Schnupfen, ein Husten, eine Bronchitis können durchaus „ähnlich einer Allergie" verlaufen. Wer kennt nicht das Jucken der Nase, den Kitzelhusten im Hals oder das Niesen bei einer Erkältung! Je mehr Sie sich mit diesem Ratgeber befassen, desto klarer wird Ihnen die Breite seiner Anwendbarkeit. Nur das persönliche Leid oder die Not unserer Lieben fördert unser Bewusstsein.

Acidum formicicum

Die *Ameisensäure* finden wir in all jenen Giften der Insektenwelt, die juckende, brennende, nesselsuchtartige Hautreizungen verursachen. Am meisten im Gift der Ameise. Am bekanntesten ist uns die Arznei zur Umstimmungstherapie bei Rheumatikern. Bei Allergikern stärkt sie die Abwehr der Haut und der Schleimhäute. Deshalb wird sie beim Heuschnupfen schon vorbeugend ab Januar unter die Haut gespritzt.

● Allergien jeder Art; alle Beschwerden mit Kopfdruck, Stirnstechen, Schwindel, Übelkeit

Acidum succinicum

Die *Bernsteinsäure* ist Zwischenglied vieler Stoffwechselvorgänge und Grundbaustein der Blutherstellung im menschlichen Körper. Fehlregulationen zeichnen deshalb ihr Arzneibild und den entsprechenden Menschen mit großer Schwäche aus.

● reibt sich aus Verlegenheit dauernd die Nase; voller Alltagssorgen; Nase verstopft und fließt gleichzeitig; friert, möchte aber frische Luft; Kloß im Hals; allergisches und nervöses Asthma

Aconitum

Für alles, was mit schwunghafter Plötzlichkeit beginnt, ist der *Sturmhut* die erste Arznei.

● nur am Beginn wirksam, wenn Augen und Nase trocken heiß schwellen, jucken und brennen!

Allium cepa (Küchenzwiebel)

● milde Tränen, ätzender Schnupfen!

Alumen chromicum

Das *Chromalaun* hat sich beim Heuschnupfen als Arznei bewährt, wenn dieser in die Bronchien absteigt.

● blass-bläulich; Heuasthma; alles geschwollen; Nase mild; Schleim haftet im Rachen, am Gaumen; Gaumenzäpfchen schlaff; Schwächegefühl in der Brust

Arsenicum album

Arsen, das Gift, das so vielen in vergangener Geschichte den Tod brachte, ist der Inbegriff des Zerfallens. Sobald wir das Arsenerz berühren, zerfällt es.

● fröstelt, alles brennt, trotzdem bessert Wärme in jeder Art; hüllt sich warm ein, außer am Kopf

Arsenicum jodatum

Im *Arsenjodat* vereinigen sich die Kräfte aus *Arsen* und *Jod*. Sein Einsatz als Arznei entspricht den Erscheinungen von *Arsenicum album*.

● wie *Arsenicum album*; mehr Asthma mit Fieber bei feuchter Wärme; drinnen schlimmer

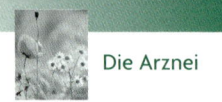

Arum triphyllum

Wie ein Trichter erscheint uns die Blüte der *Zehrwurz*, in dessen Hals ein massiger Stempel sitzt. Dieser Ähnlichkeit gewiss, werden wir uns erinnern, dass es dem ihr zugeneigten Menschen manchmal die Stimme verschlägt. Erst heiser, dann überschlagend, dann stumm.

● betroffene Teile rot, rissig, blutig wie rohes Fleisch!

Arundo

Aus dem *Riet* der Mittelmeerküste wurde eine bewährte Arznei für den Heuschnupfen hergestellt, wenn dieser mit einem höchst unangenehm brennenden Juckreiz der Gaumenhöhle beginnt.

● Beginn mit brennendem Jucken am Gaumen und in den Augen!

Badiaga

Das ist der russische Volksname für den dort heimischen *Süßwasserschwamm*. Wie auch beim Meeresschwamm Spongia beruht seine stoffliche Wirkung als Volksheilmittel auf dem Jodgehalt. Deshalb ähnelt der Heuschnupfen dem Bild von *Jodum*.

● wie *Jodum*, doch schlimmer 15 Uhr und besser im warmen Zimmer; ganze Haut wie wund und berührungsempfindlich!

Carbo vegetabilis

Die *Holzkohle* brennt nur, solange wir ihr Luft zufächeln. Wenn nicht, dann glimmt sie, langsam auskühlend, vor sich hin. So ist es auch mit jenem Menschen, der ihrer als Arznei für Heuschnupfen und Heuasthma bedarf, wenn nach kühlen Tagen im Frühling warmer, feuchter Wind aufkommt. Das Geschehen in ihm ist vom Vergehen überschattet. Die Ursache ist ein Mangel an Sauerstoff zum Verbrennen giftigen Stoffwechselabfalls. Oder besser: Ihm geht die Luft aus! Erschöpft sinkt er im Sessel nach unten, während seine Beschwerden glühend heiß vor sich hinglimmen: schwächlicher Husten, hinfällige Atemnot mit brennender Brust und blauen Lippen, mit gärender Blähsucht im Oberbauch, mit schlapper Lustlosigkeit und Selbstmit-

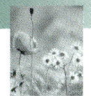

leid, mit Angst vor einem drohenden Asthmaanfall, wenn er abends ins Bett geht. Fächeln wir ihm etwas Luft zu, dann kann sich sein heilendes Feuer wieder entzünden, im Stoffwechsel genauso wie in den Schleimhäuten.

- bei Heuasthma mit stockendem Kreislauf und Blähbauch; verträgt weder Schwüle noch Kälte; sieht fett und blassblau aus mit roter Nase

Cinnabaris

Das natürlich vorkommende Quecksilber ist der *Zinnober*, ein Quecksilbersulfid (Mercurius sulfuratus rubrum).

- alle Nebenhöhlen beteiligt; draußen schlimmer, geht trotzdem raus, niest wie zum Platzen

Cyclamen

Das schöne, zarte, bescheidene *Alpenveilchen* zerstört Blut, Hirn und Nerven.

- eher Frauen; Augenflimmern, Stirnhämmern, Schwindel; krampfhaftes Niesen draußen; besser drinnen!

Dulcamara

Das *Bittersüß* ist ein Nachtschattengewächs. Es gedeiht im stets bewegten Wasser zwischen Schilf und Ufergesträuch, dem es sich federnd anschmiegt.

- feuchtes Heuasthma Frühjahr und August; Nase fließt drinnen mild, draußen und nachts verstopft; abwechselnde Beschwerden

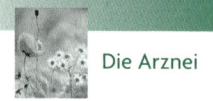

Euphorbium

Die nordamerikanische *Wolfsmilch* sondert ein Gummiharz ab, das in der Homöopathie als bewährte Arznei beim Heuschnupfen mit Heuasthma seine Verwendung findet.

- alles trocken, fiebrig, asthmatisch; heftiges Jucken in Nasenwurzel und Brustmitte; kann nicht niesen trotz heftigem Niesreiz; möchte raus, aber kann nicht wegen Fieber

Euphrasia

Der *Augentrost* wächst als Unkraut in unseren heimischen Wiesen. Er ist ein altes Volksheilmittel, wobei der Volksname seine Verwendung für Augenbeschwerden verrät: „Scheibenwischer der Hornhaut"!

- Augen brennen, Nase mild; blinzelt sich die Sicht frei; Schlaf ungestört

Galphimia glauca

Diese lateinamerikanische Pflanze, dort *„Palo del muerto"* genannt, hat sich als Vorbeugung für den Heuschnupfen bewährt. Ihre Wirkung begründet sich darauf, dass die allergische Neigung eines Menschen gemindert wird.

Gelsemium

Den *wilden Jasmin* kennen wir als Hilfe gegen zittrige Aufregung, wenn wir mit tiefrotem Gesicht auf ein unangenehmes Ereignis zusteuern müssen.

- Fülle des Kopfes, fiebrige Hitze ohne Durst und gleichzeitig Frost!

Histaminum hydrochloricum

Das *Histaminchlorid* spielt im allergischen Geschehen eine große, aber nicht ausschließliche Rolle. Das Histamin ist dann vermehrter Bestandteil des Körpers. Als Teil des Bienengiftes ist uns seine Auswirkung beim Stich bekannt: trockene Hitze, Röte, Jucken, Brennen und Schwellungen wie Nesselsucht. Letztere erscheinen bei Allergikern bereits durch simples Kratzen auf der gesunden Haut.

● alles trocken, heiß, geschwollen; Gesicht krebsrot wie Nesselsucht; Nasenlöcher abwechselnd verstopft, wie weit geöffnet; Hals und Brust wie mit Binde zusammengeschnürt

Ipecacuanha

Die brasilianische *Brechwurz* ist eine höchst bewährte Arznei bei Husten und Asthma (und allen anderen Beschwerden), wenn diese von einer beständigen, elenden Übelkeit begleitet sind, die durch nichts zu erleichtern ist.

● Beschwerden mit beständiger Übelkeit, durch nichts zu erleichtern!

Jodum

Das Halogen *Jod* als homöopathische Arznei ist für einen Menschen bestimmt, der durch rasche Verbrennungsprozesse gekennzeichnet ist. Seine Schilddrüse arbeitet auf Hochtouren. Besonders beim Seeküstenbewohner.

● abgemagerter Dauerfutterer; alles brennt; ätzender, reichlicher Fluss; trockenes Asthma; geringste Wärme

Kalium carbonicum

Jener Mensch, der die *Kaliumlauge* als Arznei benötigt, leidet unter stechenden Schmerzen. Sie sind unabhängig von Bewegung, kommen in jeder Art von Gewebe vor. Eine beliebte Stelle ist die rechte untere Brust.

● Heuasthma; heftige, atemunabhängige Stiche in der rechten, unteren Brust; Würgehusten 3 Uhr

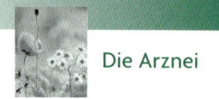
Kalium jodatum

Die Wirkung des homöopathisch aufbereiteten *Kaliumjodats* wird hauptsächlich von der Jod-Komponente bestimmt. So sind Erscheinungen an Augen, Nase, Rachen, Husten und Asthma gleich denen bei *Jod*.

- ● wie *Jodum*, aber auch in feuchter Kälte schlimmer; Nasenwurzel drückt heftig beim Bücken; asthmatischer Husten von 3 bis 5 Uhr

Lachesis

Aus der *Buschmeisterschlange* gewinnt die Homöopathie eine tief greifende, kräftige Arznei für ebensolche Menschen mit rotem Kopf und hitzigem Gemüt. Deren eigentliches Schicksal ist der Kampf zwischen einer hohen Intelligenz und einer gleichsam starken Libido.

- ● epidemisch je heißer und feuchter das Wetter, Frühjahr bis Herbst; alle Beschwerden nach Schlaf oder Schläfchen schlimmer; nichts darf den Hals berühren

Luffa

Der zentralamerikanische kleine *Schwamm* ist wie alle Meeresprodukte jodhaltig. Das *Jod* bestimmt auch seine Wirkung als Arznei.

- ● akut verstopfte, trockene Nase und Nebenhöhlen mit Stirnkopfweh im Zimmer

Marum verum

Der *Katzengamander*, auch *Teucrium marum* genannt, gehört zur Familie der Lippenblütler, die uns an den offen stehenden Mund unserer Polypen-Kinder erinnern. Dafür und für Rundwürmer (Askariden) ist die Pflanze uns sehr bekannt.

- ● eher fröstelig, geht trotzdem raus; Nase total verstopft, trotzdem fließt sie gleichzeitig draußen, schwer auszuschnäuzen; Völlegefühl der Nasenlöcher; Husten verschlimmert Hustenreiz

Mercurius jodatus flavus

Wenn Sie beim Heuschnupfen die gleichen Erscheinungen wie beim folgenden *Mercurius solubilis*-Bedürftigen zeigen, Ihre Zunge aber hinten eher schmutzig gelb belegt ist und Sie obendrein mit asthmatischen Beschwerden belastet sind, dann sollten Sie diese Arznei aus dem *gelben Quecksilberjodür* vorziehen.

Mercurius solubilis

Lösliches Quecksilber, von Hahnemann selbst zubereitet. Die Entzündung beim allergischen Geschehen beginnt mit klopfenden Schmerzen und kurzen Frostschauern, die vor allem nachts über den Rücken wallen. Die Arzneiwahl stützt sich in erster Linie auf die Inspektion des Mundes: zäher Speichelfluss wie Seifenschmiere, schmutzig grau belegte, schlaffe, geschwollene Zunge mit Zahneindrücken an ihren Rändern, widerlich stinkender Geruch aus dem Mund.

- alles bohrt und brennt; Frost, empfindlich auf Kälte, nasskaltes Wetter, trotzdem lindert äußere Kühle; in den Mund schauen und riechen!

Naja

Die *Brillenschlange* ist die am häufigsten vorkommende Unterart der *Echten Kobras*, der Hutschlangen, die sich im ostindischen Milieu wohl fühlen. Dort finden wir sie in feuchten Geländen, in Parks, Gärten und Lagerschuppen. Sie ist wenig angriffslustig. Nur bei Bedrohung nimmt sie die uns bekannte, durch Flötengaukler angereizte, aufrechte, sich wiegende Abwehrhaltung ein. Dabei spreizt sich ihre Nackenhaut zu einem hutförmigen Schild, die eine Brillenzeichnung sichtbar werden lässt. Daraus erklärt sich ihr Volksname. In ihrem Gift findet sich ein ganz besonderes, nur ihr eigenes Enzym, das bisher als „Cardiotoxin" und neuerdings als *Cobratoxin* bezeichnet wird. Es weist eine ausschließlich giftige Wirkung auf das Reizleitungssystem des Herzens auf.

- wie *Lachesis*, dabei Herzbeschwerden, Wärme liebend

141

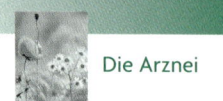

Naphthalinum

Das *Naphthalin* ist ein Produkt aus dem Kohleteer, auch *Teerkampfer* genannt. In der chemischen und kosmetischen Industrie wird es als Treibgas für Sprühdosen benutzt.

- Männer, linksseitig, trocken, brennend, Lider stark geschwollen, Heuasthma

Natrium muriaticum

Beim *Salz*-bedürftigen Menschen sind Haut und Schleimhäute trocken. Denn ihm fehlt das Salz, das die Flüssigkeit anzieht, aufsaugt und in Bewegung versetzt.

- fröstelig, möchte raus, kann nicht; Kälteanwendungen trotz Kälteempfindlichkeit; krampfhaftes Niesen nach dem Erwachen

Nux vomica

Wenn das Frühjahr durch trockene Kühle gezeichnet oder die Wetterlage durcheinander geraten ist, wird die *Brechnuss* als Arznei vielen eine große Hilfe sein, sobald in der Nase Trockenheit und Kitzel beginnen.

- kälteempfindlich, geht trotzdem raus; Nase trocken und kitzelt nach Unterkühlung (geringster Luftzug genügt!), aber öffnet Fenster; Nasenlöcher abwechselnd verstopft, hindern am Schlafen

Phosphorus

Phosphor ist ein griechisches Wort und heißt „Träger des Lichtes". Jener kranke Mensch, dem er als Arznei entgegenleuchtet, schwankt zwischen Licht und Dunkel. Je nachdem, ob ihm die Möglichkeit gegeben war, Gefühl und Sinne seiner unbewussten Welt zu leben und zu erleben, werden das Licht oder das Dunkel oder beide zu seinem Schicksal.

- beginnt am Hals; empfindlich gegen Kälte, möchte trotzdem raus, kann aber nicht wegen Hustenanfall!

Pollen

Diese Arznei ist ein Gemisch aus den *Pollen* von Blüten, Gräsern, Unkraut und Getreide. Also eine Nosode, die sich für den Pollenflug-Heuschnupfen sehr bewährt hat. Wir geben sie zusätzlich zu einer personenbezogenen Arznei, da sie nur die Allergie günstig beeinflusst, nicht aber die Auslösung, die allergische Anlage. Beim ersten Pollenflug und/oder im Spätsommer bei der Heueinfahrt ist sie besonders wirksam.

Pulsatilla

Wer kennt nicht die wunderschöne, lieblich zarte Anemone, die frühjahrserwachend unsere heimischen Wiesen ziert. *Kuhschelle, Windblume, Venusträne* sind nur einige ihrer Volksnamen, die alle ihre tiefe Bedeutung haben. So ist der zugehörige Mensch eher ein rundliches Mädchen oder eine Frau.

- widersprüchliche, rasch veränderliche Symptome; fröstelt, aber benutzt Kälteanwendungen und geht nach draußen, obwohl sich draußen alles verschlimmert

Ranunculus bulbosus

Wir kennen die *Butterblume*, ein knolliger Hahnenfuß, als homöopathisch wirkungsvolle Arznei bei der Rippenneuralgie oder gleichermaßen bei herpesartigem Ausschlag in der Rippengegend (z. B. Gürtelrose). Brustkorb und Brustraum sind gewissermaßen ihr Wirkungsfeld.

- Nasenwurzel wie auseinander gepresst, Muskeln wie zerschlagen, bewegt sich nicht; Schlaf ungestört

Sabadilla

Der *Läusesamen* ist eine mexikanische Lilie. Sein Gehalt an Veratrin lässt ihn dem homöopathischen Bild des Veratrum-album-Menschen ähneln. Sein Volksname verrät seine arzneilich bewährte Anwendung bei Läusen. Es soll Sie aber nicht erstaunen, dass er neben Läusen auch den Heuschnupfen heilend begleiten kann.

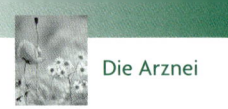

- je frischer und kühler die Luft; starkes Frösteln trotz täglichem Fieber zur gleichen Stunde; Nasenwurzel krampft; trockenste Rachenreizung mit Kloßgefühl; völlig denkunfähig *ohne* Kopfschmerz

Sanguinaria

Zinnoberrot ist der Saft der Wurzel und orangerot der Saft der Stängel. Das gab der kanadischen *Blutwurz* ihren Volksnamen. Die Indianer benutzten den Saft für ihre Bemalung.

- rechtsseitig; alles trocken, brennt, trotzdem Abscheu vor Kälte, Zugluft, aber auch vor Hitze; möchte frische Luft, kann nicht raus; umschriebene hektische Wangenröte; saures Aufstoßen nach Husten

Sanguinarium nitricum

Als Nitrit des *Sanguinarins*, eines Stoffes aus *Sanguinaria*, der kanadischen *Blutwurz*, ähneln Arzneibild und Mensch selbstverständlich den Hauptzügen der obigen. Die arzneiliche Wirkung ist jedoch hier noch intensiver. Noch mehr Brennen, aber auch reichlicher Fluss aus Augen und Nase. Gleichzeitig ist die Nase verstopft!

- intensiver als Sanguinaria; heißblütiges Brennen überall; Fluss und Verstopfung gleichzeitig; schwer zu schnäuzen; möchte nach draußen, aber höchst empfindlich auf Zugluft und frische Luft

Sarsaparilla

(nordamerikanische *Stechwinde*)

- je schöner und trockener; innere Hitze, äußerer Frost, liebt trotzdem äußere, feuchte Hitze; Schrunden

Silicea

Kieselerde, Quarz

- total frostig; niest bei geringstem Luftzug; hüllt Kopf warm ein; Nasenwurzel und Ohrtuben-Eingang jucken

Sinapis nigra

Der reife Samen des *schwarzen Senfs* schmeckt brennend scharf. Derart sind zwar die begleitenden Qualitäten beim Heuschnupfen jenes Menschen, dem wir ihn als Arznei verordnen, führen uns aber nicht unmittelbar zum Ziel seiner Wahl.

- Augenlider schwer, schließt Augen; Nase trocken, heiß, trotzdem verschlimmert kalte Luft; Kältegefühl des Schleimes im Nasen-Rachen-Raum; Husten besser beim Niederlegen; nachts herrscht Ruhe!

Sticta

Die *Lungenflechte* gehört zu den Flechten, die eine Symbiose aus Pilz und Alge darstellen, also der Erde und dem Wasser zugehörig. Sie selbst wählen die Luft als ihr Lebensmilieu, gedeihen in extremen Bedingungen wie Felsen, Mauern, Baumrinden und widerstehen Temperaturschwankungen und Trockenheit. Die Struktur der *Lungenflechte* sieht aus wie die Verästelungen der feinen Bronchien eines ausgetrockneten Lungengewebes. Diese Ähnlichkeiten finden wir auch beim Menschen: trockene Katarrhe der Luftwege bei plötzlichem, extremem Temperaturwechsel.

- beginnt mit Druck und Völlegefühl in Nasenwurzel; schnäuzt sich ständig erfolglos; hustet die ganze Nacht erfolglos

Sulfur

Der *Schwefel* findet sich überall auf und in der Erde. Wenn er auch stinkt, so ist er doch die „Königin" unter allen Arzneien. Ebenso häufig finden wir jene Menschen, die ihn als Arznei nötig haben, die stinken und sich trotzdem als „königlich" befinden.

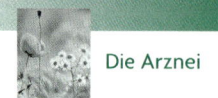

● Röte und Brennen; öffnet Türen und Fenster; selbst bei Kälte nur mit T-Shirt bekleidet; voller Hitze, mag trotzdem trockene Wärme

Wyethia

Die amerikanische *Korbblütler*-Pflanze, dort Giftunkraut (poison-weed) genannt, ist eigentlich eine bewährte Arznei für die knötchen-förmige (follikuläre) Rachenentzündung mit Heiserkeit, vor allem bei Sängern und Vielrednern. Im Rachen beginnt auch das trockene Heuasthma.

● Heuasthma, beginnt im Rachen; alles trocken; Gaumen und hintere Nasenlöcher jucken!

Anhang

Stichwortverzeichnis Arzneien

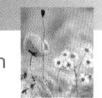

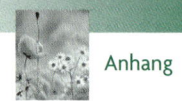

Literatur

Der Autor hat neben diesem Buch beim Karl F. Haug Verlag noch weitere Bücher veröffentlicht, die sich gegenseitig ergänzen. Im Einzelnen handelt es sich hierbei um:

Sachbücher

Homöopathie, eine Einführung in Bildern. 12,95 EUR
(ISBN: 3-8304-0810-2)

Enders' Homöopathische Hausapotheke. Wie Sie Erkrankungen vorbeugen. Was Sie selbst zu Hause tun können. Mit den 178 wichtigsten Mitteln für Ihre Hausapotheke. 8. Aufl. 22,95 EUR
(ISBN: 3-8304-2038-2)

Enders' Handbuch Homöopathie. Gesundheit für Sie und Ihre Familie: Alle wichtigen Heilmittel und ihre richtige Anwendung. 2. Aufl. 39,95 EUR (ISBN: 3-8304-2071-4)

Enders' Homöopathie für Kinder. 19.95 EUR (ISBN: 3-8304-2079-X)

Die „homöopathische" Frau. Ein Lesebuch über die Leiden der Frau, auch für Männer. 27,95 EUR (ISBN: 3-8304-0815-3)

Enders' Homöopathie für unterwegs. Alltag – Freizeit – Reise: Schnell und sicher zum richtigen Mittel. 9,95 EUR (ISBN: 3-8304-2084-6)

Fachbücher

Bewährte Anwendung der homöopathischen Arznei. Bd. 1: Diagnosen und Beschwerden. Teil 1: Von Kopf bis Fuß. Teil 2: Auslösung, Verfassung, Anlage. 3. Aufl. 54,95 EUR (ISBN: 3-8304-0239-2)

Bewährte Anwendung der homöopathischen Arznei. Bd. 2. Die Arznei und ihre Anwendung. 49,95 EUR (ISBN: 3-8304-0240-6)

Die homöopathische Arznei. Kleine homöopathische Reihe, Bd. 1. 14,95 EUR (ISBN: 3-8304-0241-4)

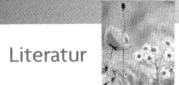

Die homöopathische Begegnung. Kunst der Anamnese. Kleine homöopathische Reihe, Bd. 2. 19,95 EUR (ISBN: 3-8304-0242-2)

Praktische Homöopathie in der Kinderheilkunde. 54,95 EUR (ISBN: 3-8304-7142-4)

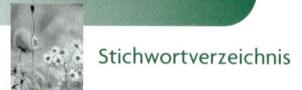

Stichwortverzeichnis

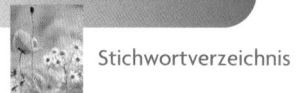

Schwindel 25, 27, 75
Sehstörungen 96
Seitenbezug 58, 87
Speichelfluss 49
Stiche 98, 119, 130
Stirn, klopfend 47, 54
Stirnhämmern 64
Stirnhöhle, Bohren in der 61
Stirnhöhle juckt 96
Stirnkopfweh 40, 96, 97, 109
– drückend 25, 97, 103
– hämmernd 25, 73, 97
– klopfend 44
– verkatert 25, 97
Stockschnupfen 100, 105

Tränenfluss
– brennend 44
– mild 48, 62, 78, 83, 85, 86
– ohne 85
– scharf 23, 43, 62
– wund machend 26, 51, 83, 84, 104

Tubenkatarrh 110

Übelkeit 27, 111, 117, 119, 122, 129

Völlegefühl
– in der Nase 41, 42, 84, 94, 97, 107
– in der Stirn 61, 65

WHO 29
Wundheitgefühl im Brustraum 26, 67, 98, 129
Würgehusten 119, 122, 124
wütende Hustenattacken 27
würgendes Gefühl 32

Zerschlagenheit 102
zittrig 34, 52
Zugluft 55, 58, 60, 65, 70, 73, 76, 77, 90, 100

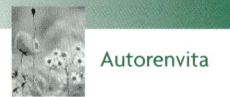

Autorenvita

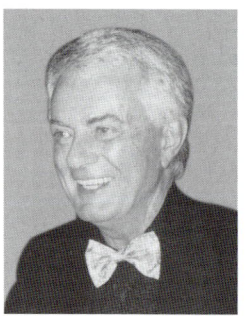 Dr. med. Norbert Enders studierte Medizin in Heidelberg, Lausanne und Tübingen. Nach seinem Studium übte er den Arztberuf etwa zehn Jahre lang aus. Beschränkt auf die Möglichkeiten der Schulmedizin konnte Dr. Enders seine persönlichen Vorstellung vom Arzt-Sein nicht verwirklichen. Als ewig Suchender ging er deshalb zunächst zum humanitären Dienst in den fernen Osten, später zum Studium und zur Lehre der ethnischen Medizin nach Mittelamerika.

Nach zehnjähriger Kreuzfahrt fand Dr. Enders seine Bestimmung in der Begegnung mit der Homöopathie. Er studierte das Fach an der Wiener Schule unter Professor Dr. med. Mathias Dorcsi, dessen langjähriger Schüler und Freund er war.

Seit 25 Jahren praktiziert Dr. Enders erfolgreich in eigener Praxis und widmet sich außerdem der Lehre und Ausbildung von Laien und Ärzten sowie der volkstümlichen Verbreitung der Homöopathie. Zu diesem Zweck hat er auch zahlreiche Bücher geschrieben, die in vielen Auflagen im Haug-Verlag erschienen sind. Im letzten Jahr hat Dr. Enders seine Praxis nach Frankreich verlegt, wo er auch an neuen Projekten arbeitet.

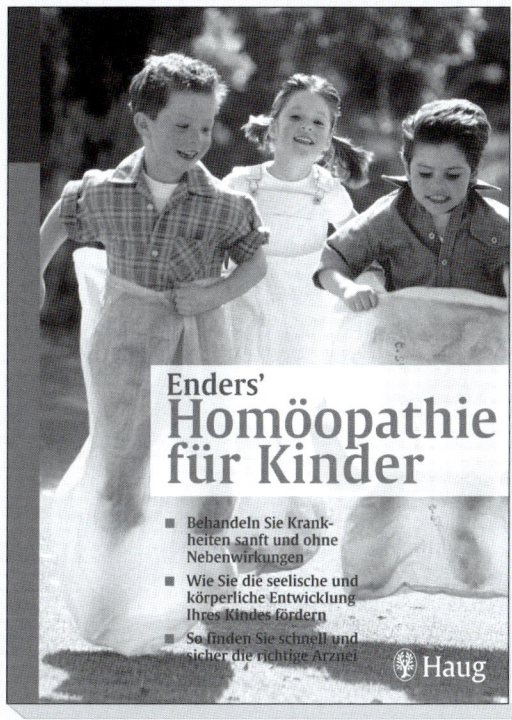
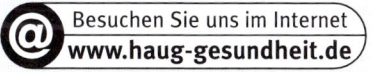
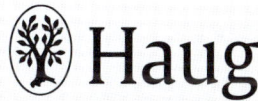

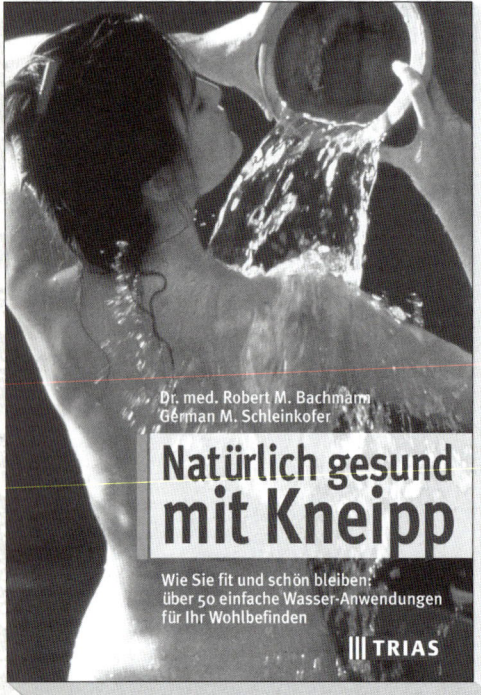
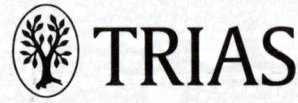

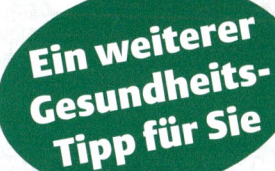
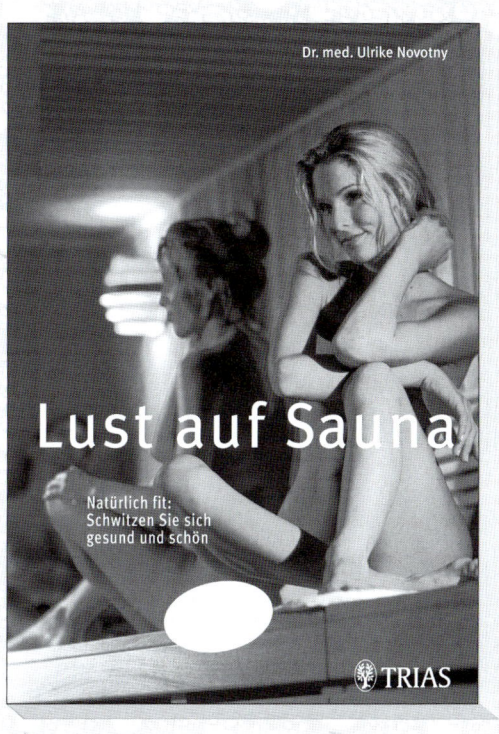
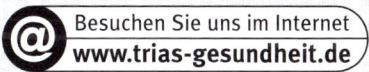
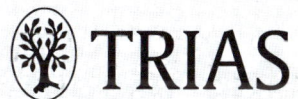

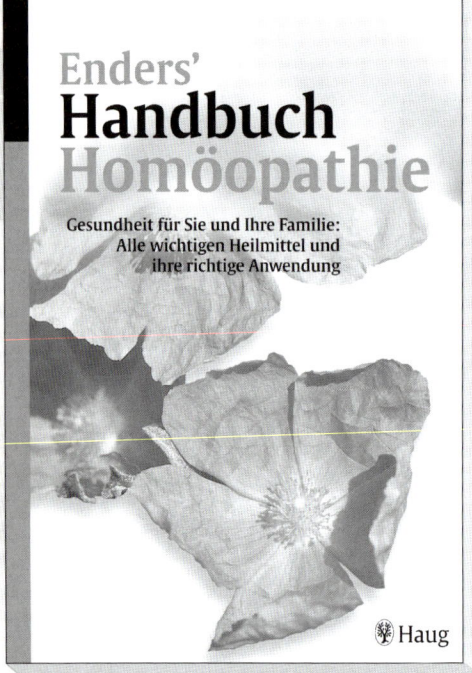
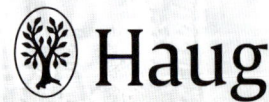